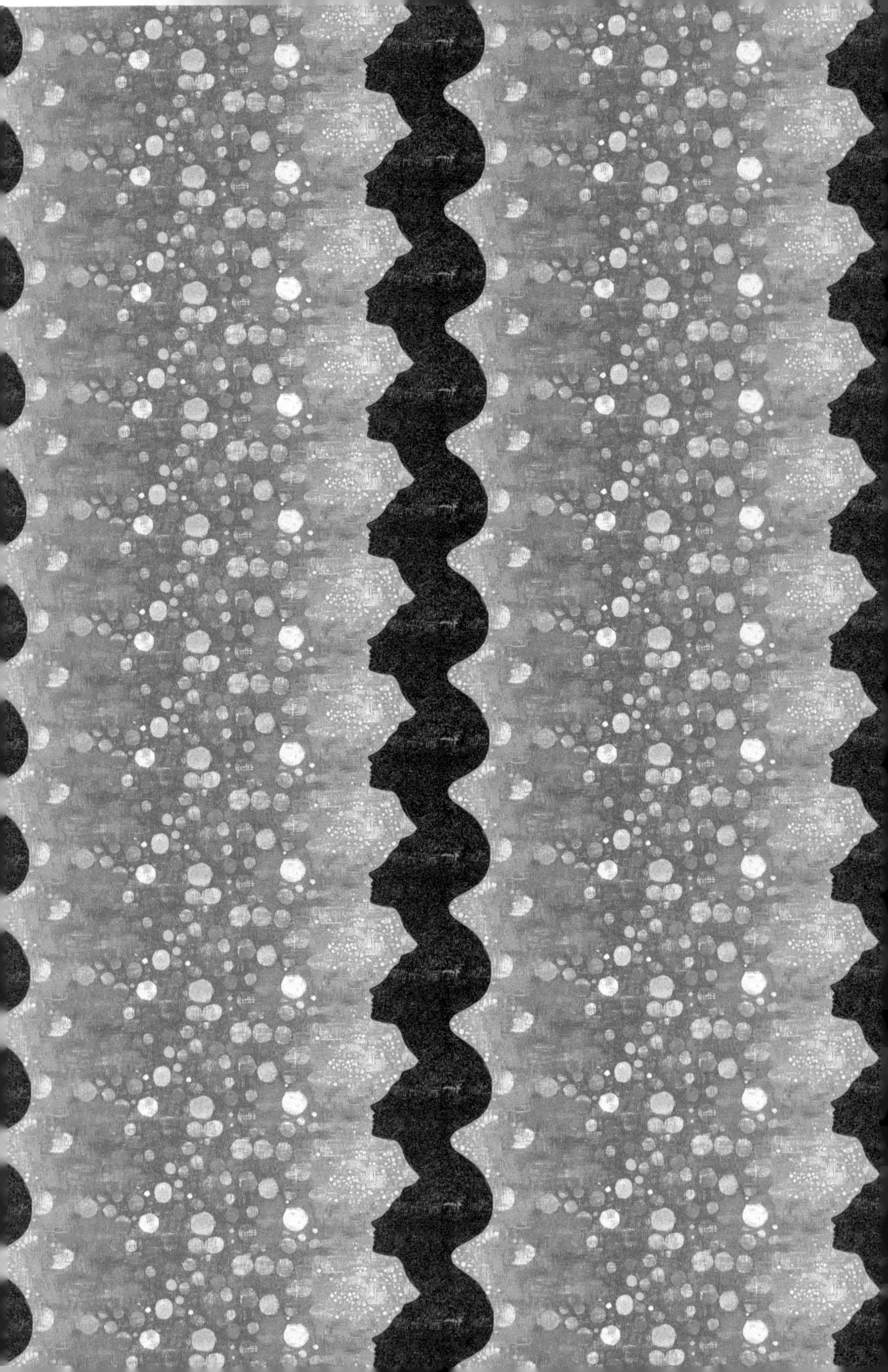

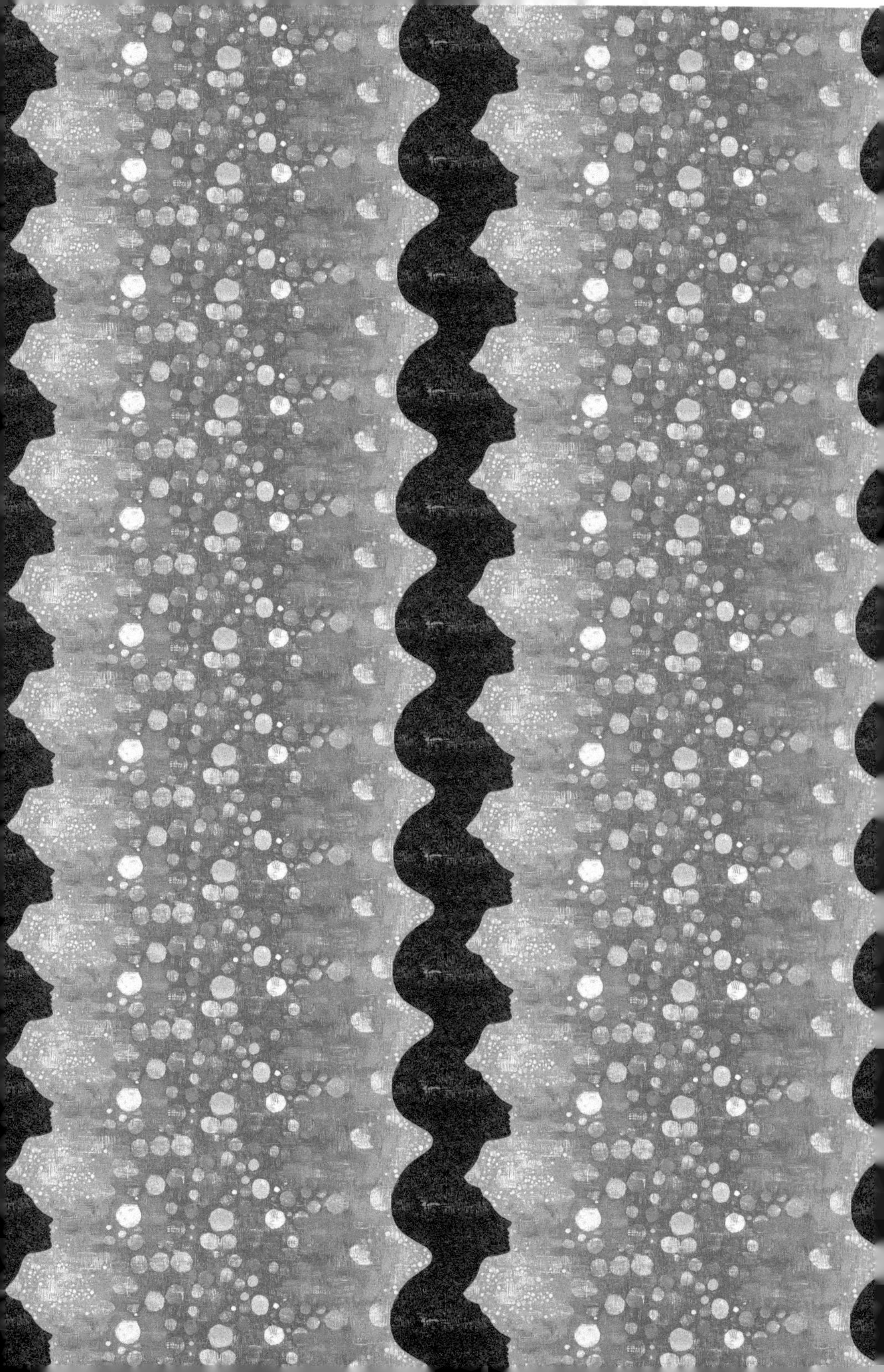

Colofon

Saage Media GmbH
c/o SpinLab – The HHL Accelerator
Spinnereistraße 7
04179 Leipzig, Germany
E-Mail: contact@SaageMedia.com
Web: www.SaageMedia.com
Commercial Register: Local Court Leipzig, HRB 42755 (Handelsregister: Amtsgericht Leipzig, HRB 42755)
Managing Director: Rico Saage (Geschäftsführer)
VAT ID Number: DE369527893 (USt-IdNr.)

Uitgever: Saage Media GmbH
Publicatie: 02.2025
Omslagontwerp: Saage Media GmbH
ISBN Paperback (nl): 978-3-384-53048-6
ISBN Ebook (nl): 978-3-384-53049-3

Juridisch / Kennisgevingen

De externe links en bronverwijzingen in dit boek zijn gecontroleerd op het moment van publicatie. De auteur heeft geen invloed op de huidige en toekomstige vormgeving en inhoud van de gelinkte pagina's. De aanbieder van de gelinkte website is als enige aansprakelijk voor illegale, onjuiste of onvolledige inhoud en voor schade die ontstaat door het gebruik of niet-gebruik van de informatie, niet degene die via links naar de betreffende publicatie verwijst. Alle gebruikte externe bronnen zijn vermeld in de bibliografie. Ondanks zorgvuldige inhoudelijke controle aanvaarden wij geen aansprakelijkheid voor de inhoud van externe bronnen. De exploitanten van de geciteerde bronnen zijn als enige verantwoordelijk voor hun inhoud. Afbeeldingen en bronnen van derden zijn als zodanig gemarkeerd. Reproductie, verwerking, verspreiding en elk type gebruik buiten de grenzen van het auteursrecht vereisen de schriftelijke toestemming van de respectieve auteur of maker.
Dit boek is vertaald uit het Duits. Afwijkingen van het origineel of vertaalfouten kunnen niet volledig worden uitgesloten. Alle in het boek genoemde bronnen zijn beschikbaar in het Engels. Wij aanvaarden geen aansprakelijkheid voor eventuele inhoudelijke onnauwkeurigheden of misverstanden die door de vertaling zijn ontstaan.
De gegevens in de diagrammen die niet expliciet zijn gemarkeerd met een bron zijn niet gebaseerd op studies maar zijn vrijblijvende aannames voor een betere visualisatie.
Dit boek is gemaakt met behulp van Kunstmatige Intelligentie (AI) en andere tools. Onder andere zijn er tools gebruikt voor onderzoek, schrijven/bewerken en het genereren van decoratieve illustraties. Ondanks controle kunnen fouten niet volledig worden uitgesloten. We willen benadrukken dat het gebruik van AI dient als ondersteunend hulpmiddel om onze lezers een kwalitatief hoogwaardige en inspirerende leeservaring te bieden.

De bronverwijzingen en citaten in dit boek zijn zorgvuldig onderzocht en in betekenis weergegeven. De interpretatie en presentatie van de geciteerde inhoud weerspiegelt de opvatting van de auteur en komt niet noodzakelijkerwijs overeen met de intentie of mening van de oorspronkelijke auteurs. Bij contextuele citaten zijn de kernuitspraken van de originele bronnen naar beste weten en geweten in de context van dit werk opgenomen, maar kunnen door de overdracht en vereenvoudiging afwijken van de oorspronkelijke formuleringen en betekenisnuances. Alle gebruikte bronnen zijn volledig vermeld in de literatuurlijst en kunnen daar in het origineel worden nagelezen. De verantwoordelijkheid voor de interpretatie en contextuele inbedding van de geciteerde inhoud ligt bij de auteur van dit boek. Voor wetenschappelijke vragen en gedetailleerde informatie wordt aanbevolen de originele bronnen te raadplegen. De auteur heeft zich ingespannen om complexe wetenschappelijke zaken begrijpelijk weer te geven. Daarbij kunnen vereenvoudigingen en generalisaties niet worden uitgesloten. Voor de technische juistheid en volledigheid van de vereenvoudigde presentaties kan geen garantie worden gegeven. De contextuele weergave van citaten en wetenschappelijke bevindingen gebeurt gewetensvol met inachtneming van het citaatrecht volgens § 51 van de Auteurswet en alle relevante auteursrechtelijke bepalingen van andere landen. Bij de vereenvoudiging, overdracht en eventuele vertaling van wetenschappelijke inhoud naar een algemeen begrijpelijke taal kunnen betekenisnuances en technische details verloren gaan. De auteur maakt geen aanspraak op de rechten van de geciteerde werken en respecteert alle auteursrechten van de oorspronkelijke auteurs. Mocht er ongeoorloofd gebruik worden vastgesteld, verzoekt de auteur om melding om passende maatregelen te kunnen nemen. Voor academische doeleinden en bij gebruik als wetenschappelijke referentie wordt uitdrukkelijk aanbevolen terug te grijpen naar de originele bronnen. De vereenvoudigde presentatie dient uitsluitend voor populairwetenschappelijke informatie.

De in dit boek opgenomen informatie over ADHD bij volwassenen, inclusief de zelftest, managementstrategieën en therapievoorstellen, is zorgvuldig onderzocht en gecontroleerd. Toch kunnen fouten niet volledig worden uitgesloten. De gepresenteerde zelftests en therapietools vervangen geen professionele medische diagnose of behandeling. Bij vermoeden van ADHD dient altijd een specialist of psychotherapeut te worden geraadpleegd. De beschreven zelfmanagementstrategieën zijn bedoeld als aanvullende ondersteuning. De uitvoering van de gepresenteerde methoden en strategieën geschiedt op eigen verantwoordelijkheid. Voor eventuele nadelen of schade die voortvloeien uit de gegeven aanwijzingen wordt geen aansprakelijkheid aanvaard. Vanwege de voortdurende ontwikkeling in het ADHD-onderzoek kunnen wetenschappelijke bevindingen en behandeladviezen na de drukgang zijn gewijzigd. Alle gebruikte merknamen, productbenamingen en therapieën zijn eigendom van hun respectieve rechthebbenden. Bronvermeldingen van wetenschappelijke studies en vakliteratuur zijn te vinden in de bijlage van het boek. De gepresenteerde strategieën voor de beroepspraktijk zijn bedoeld als algemene aanbevelingen. De toepasbaarheid moet in de individuele werkomgeving worden beoordeeld. Bij arbeidsrechtelijke vragen in verband met ADHD dient juridisch advies te worden ingewonnen.

Bendis Saage

ADHD bij volwassenen: Praktische gids voor diagnose, werk en dagelijks leven

Van zelfherkenning tot succesvolle therapie - Een complete handleiding voor opgeruimd leven met ADHD

80 Bronnen
44 Diagrammen
71 Afbeeldingen
7 Illustraties

Beste lezers,

wij danken u hartelijk dat u voor dit boek hebt gekozen. Met uw keuze heeft u ons niet alleen uw vertrouwen gegeven, maar ook een deel van uw kostbare tijd. Dat waarderen wij zeer.

ADHD bij volwassenen betreft ongeveer 2-4% van alle werkenden - vaak zonder dat zij het weten. Dit praktijkgerichte vakboek biedt een gestructureerde weg door de uitdagingen van ADHD in het beroeps- en privéleven. Van de eerste verdenking tot bewezen therapieën en concrete strategieën voor de werkdag worden alle relevante aspecten belicht. Met de geïntegreerde zelftest, praktische organisatiehulpmiddelen en beproefde methoden voor zelfmanagement kunnen betrokkenen hun persoonlijke sterke punten doelgericht inzetten en typische valkuilen elegant omzeilen. Bijzondere aandacht gaat uit naar de succesvolle integratie op de werkplek door aangepaste communicatie- en werkstrategieën. Dit boek verenigt actuele vakkennis met praktische oplossingen voor een succesvol leven met ADHD. Ontdek nu hoe u uw ADHD-gerelateerde uitdagingen in kansen kunt omzetten.

Deze gids biedt u begrijpelijke en praktische informatie over een complex onderwerp. Dankzij zelf ontwikkelde digitale tools die ook gebruik maken van neurale netwerken, konden we uitgebreid onderzoek doen. De inhoud is optimaal gestructureerd en ontwikkeld tot de definitieve versie om u een goed onderbouwd en gemakkelijk toegankelijk overzicht te bieden. Het resultaat: u krijgt een uitgebreid inzicht en profiteert van duidelijke uitleg en illustratieve voorbeelden. Ook het visuele ontwerp is geoptimaliseerd door deze geavanceerde methode zodat u de informatie snel kunt begrijpen en gebruiken.

Wij streven naar de hoogste nauwkeurigheid, maar zijn dankbaar voor elke aanwijzing van mogelijke fouten. Bezoek onze website om de laatste correcties en aanvullingen op dit boek te vinden. Deze zullen ook in toekomstige edities worden verwerkt.

We hopen dat u geniet van het lezen en nieuwe dingen ontdekt! Als u suggesties, kritiek of vragen heeft, kijken we uit naar uw feedback. Alleen door actieve uitwisseling met u, de lezers, kunnen toekomstige edities en werken nog beter worden. Blijf nieuwsgierig!

Bendis Saage

Saage Media GmbH - Team

- www.SaageBooks.com/nl
- support@saagemedia.com
- Spinnereistraße 7 - c/o SpinLab – The HHL Accelerator, 04179 Leipzig, Germany

Snelle toegang tot kennis

Om een optimale leeservaring te garanderen, willen we u vertrouwd maken met de belangrijkste kenmerken van dit boek:

- **Modulaire Structuur:** Elk hoofdstuk staat op zichzelf en kan onafhankelijk van de andere worden gelezen.
- **Grondig Onderzoek:** Alle hoofdstukken zijn gebaseerd op grondig onderzoek en worden ondersteund door wetenschappelijke referenties. De gegevens in de diagrammen dienen voor een betere visualisatie en zijn gebaseerd op aannames, niet op de gegevens uit de bronnen. Een uitgebreide lijst van bronnen en beeldcredits is te vinden in de bijlage.
- **Duidelijke Terminologie:** Onderstreepte technische termen worden uitgelegd in de verklarende woordenlijst.
- **Hoofdstuksamenvattingen:** Aan het einde van elk hoofdstuk vindt u beknopte samenvattingen die u een overzicht geven van de belangrijkste punten.
- **Concrete Aanbevelingen:** Elk subhoofdstuk wordt afgesloten met een lijst met specifieke adviezen om u te helpen het geleerde in de praktijk te brengen.

Extra bonusmateriaal op onze website

Op onze website zijn wij van plan de volgende exclusieve materialen ter beschikking te stellen:

- Bonusinhoud en extra hoofdstukken
- Een compact totaaloverzicht
- Een hoorspelversie. (In planning)

De website is momenteel nog in aanbouw.

www.SaageBooks.com/nl/adhd_bij_volwassenen-bonus-TY3RIF

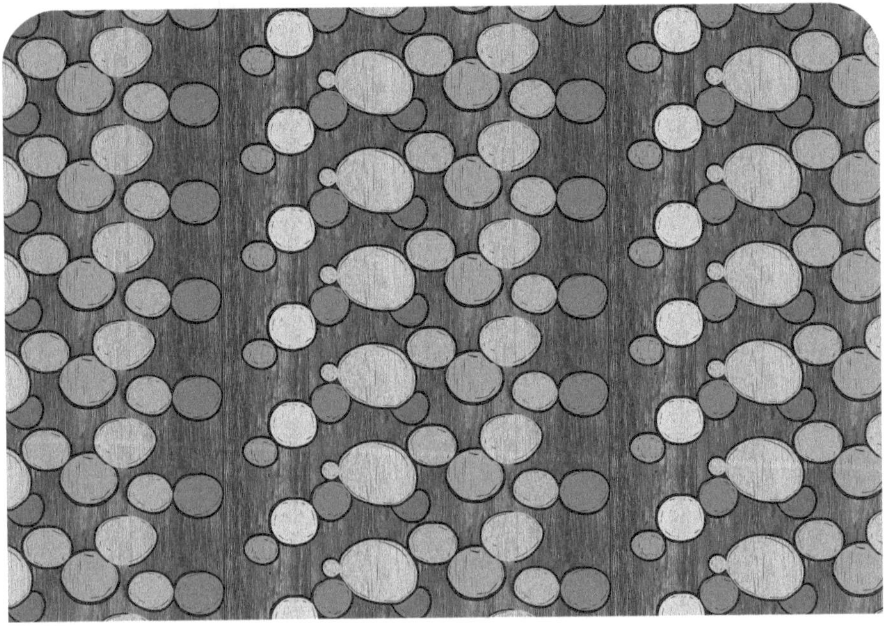

Inhoudsopgave

- 4. Dagelijkse coping
    - 4. 1 Huishoudelijke organisatie
        - Taakplanning
        - Ordeningssystemen
        - Routineontwikkeling
    - 4. 2 Relatievorming
        - Communicatie binnen de relatie
        - Gezinsinteractie
        - Sociale contacten
    - 4. 3 Vrijetijdsbesteding
        - Activiteitenplanning
        - Bevordering van interesses
        - Herstelfasen

1. Diagnostiek en zelfkennis

Hoe herken je of je concentratieproblemen en organisatieproblemen daadwerkelijk te wijten zijn aan ADHD? De weg naar duidelijkheid leidt via een systematische inventarisatie van het eigen gedrag en een gedegen medische evaluatie. Terwijl sommige mensen jarenlang met de veronderstelling leven ADHD te hebben, schuwen ze vaak de beslissende stap naar een professionele diagnose. Een grondige bezinning op de eigen gedrags patronen vormt de basis voor elke verdere ontwikkelingsstap. In dit hoofdstuk belichten we het proces dat van eerste vermoedens naar zekere kennis leidt.

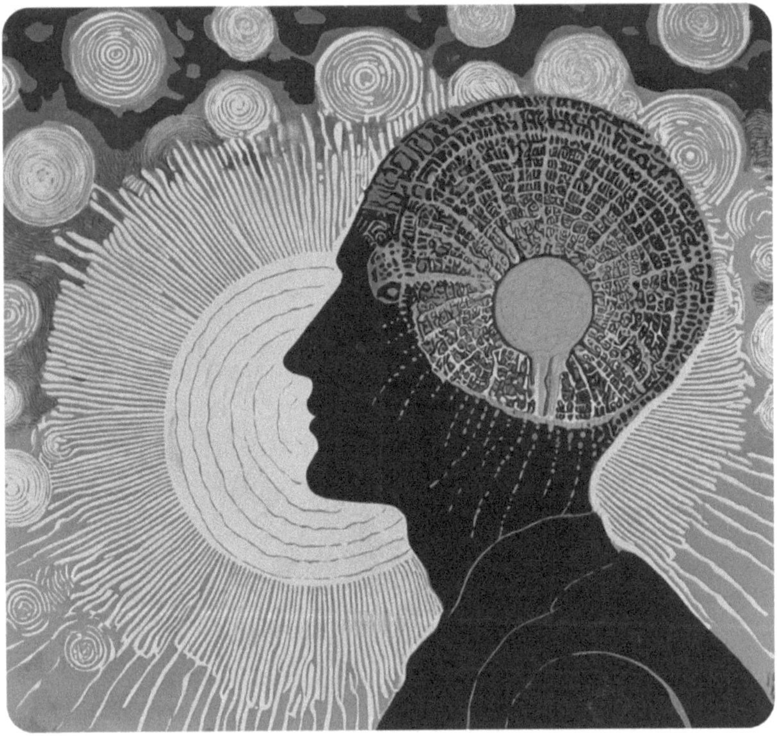

1. 1 Professionele diagnose

Een professionele ADHD-diagnose op volwassen leeftijd is complex en vereist meer dan alleen het vastleggen van actuele symptomen. Uitsluiting van andere medische of psychische oorzaken, analyse van gedragsafwijkingen in de kindertijd en objectieve testmethoden spelen een cruciale rol. Deze gelaagde benadering is noodzakelijk om de vaak subtiele en individuele ADHD-uitingen te herkennen en foutieve diagnoses te vermijden. Lees verder om de afzonderlijke stappen van de professionele diagnostiek in detail te begrijpen.

Een uitgebreide ADHD-diagnostiek vereist de combinatie van objectieve gegevens uit medische en neuropsychologische tests met subjectieve beschrijvingen van de symptomen vanuit zelf- en buitenperspectief, om zowel andere aandoeningen uit te sluiten als een volledig beeld van de individuele beperkingen te verkrijgen.

Medische onderzoeken

Medische onderzoeken spelen een belangrijke rol bij de diagnose van ADHD, waarbij de focus ligt op het uitsluiten van andere medische oorzaken voor de waargenomen symptomen [s1]. Schildklierproblemen, slaapproblemen of neurologische aandoeningen kunnen vergelijkbare symptomen als ADHD veroorzaken. Een grondig lichamelijk onderzoek, eventueel aangevuld met bloedonderzoek of een EEG (elektro-encefalogram), helpt dergelijke aandoeningen uit te sluiten [s2]. Het medische onderzoek dient dus ter differentiaaldiagnostiek. Het levert belangrijke informatie om te waarborgen dat de symptomen daadwerkelijk op ADHD en niet op een andere medische oorzaak terug te voeren zijn. Naast het lichamelijk onderzoek kunnen ook neuropsychologische tests in overweging worden genomen [s3]. Deze tests leveren geen definitieve ADHD-diagnose, maar kunnen aanvullende informatie over cognitieve functies zoals aandacht, geheugen en executieve functies bieden [s1]. Bij een patiënt met concentratieproblemen kunnen neuropsychologische tests helpen om de omvang en aard van de beperking nauwkeuriger te bepalen. De resultaten van deze tests moeten echter in de context van de gehele klinische beoordeling worden geïnterpreteerd en mogen niet als enige

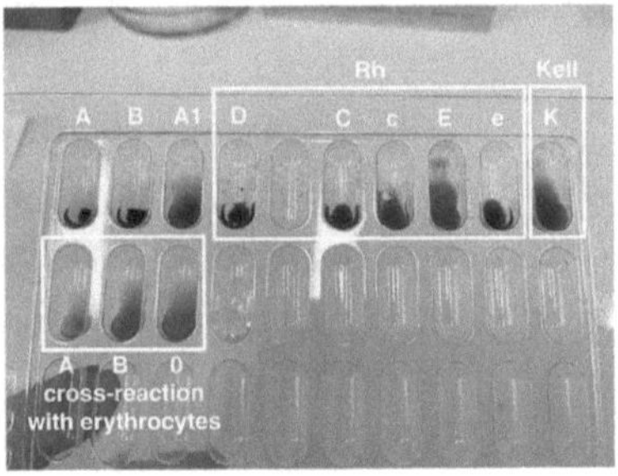

Bloedonderzoek [i1]

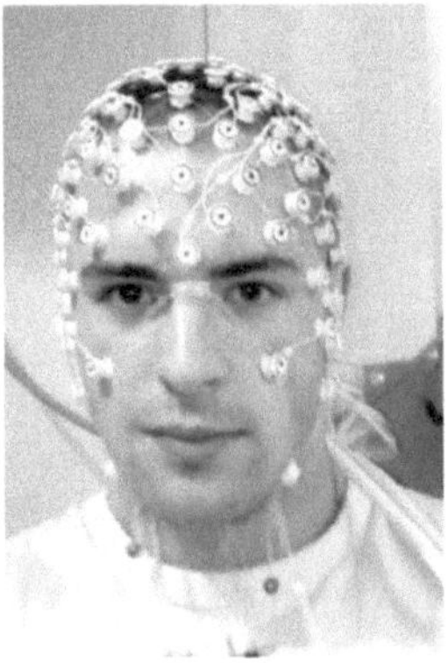

Elektro-encefalogram [i2]

diagnosecriterium worden gebruikt. De combinatie van subjectieve en objectieve maatstaven verhoogt de diagnostische nauwkeurigheid [s4]. Subjectieve maatstaven, zoals klinische interviews en vragenlijsten, registreren de persoonlijke ervaringen en waarnemingen van de patiënt en zijn omgeving [s3]. Objectieve maatstaven, zoals neuropsychologische tests, leveren gegevens gebaseerde informatie over cognitieve prestaties. Door beide benaderingen te combineren ontstaat een uitgebreider beeld dat de diagnose van ADHD ondersteunt.

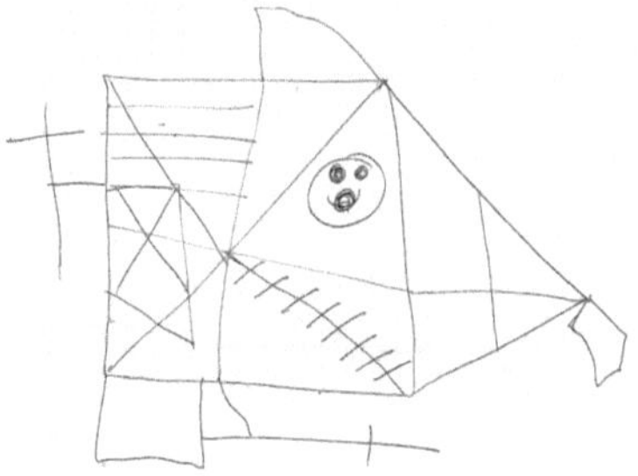

Neuropsychologische tests [i3]

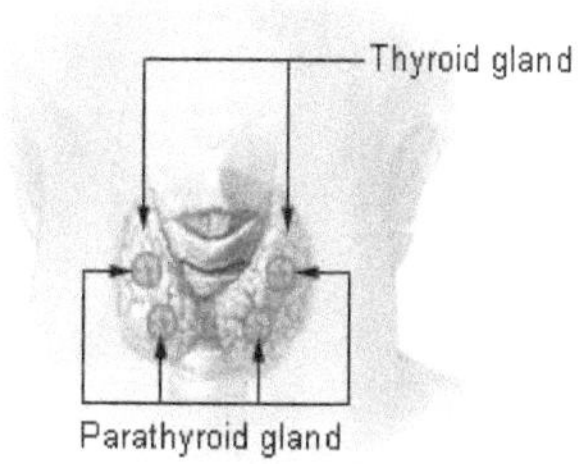

Schildklier [i4]

Goed om te weten

EEG (elektro-encefalogram)

Een EEG is een methode om de elektrische activiteit van de hersenen te meten. In de context van ADHD-diagnostiek kan een EEG helpen om andere neurologische aandoeningen uit te sluiten die vergelijkbare symptomen als ADHD kunnen veroorzaken. Het dient echter niet voor de directe diagnose van ADHD.

Neuropsychologische tests

Neuropsychologische tests registreren cognitieve functies zoals aandacht, geheugen en executieve functies. Ze kunnen binnen de ADHD-diagnostiek waardevolle aanwijzingen bieden door specifieke sterkte- en zwaktepunten in het cognitieve profiel aan te tonen. Deze informatie helpt om de diagnose te preciseren en de therapie individueel aan te passen.

Ernst van ADHD-symptomen in de tijd

Illustreert de potentiële impact van therapie op ADHD-symptomen.

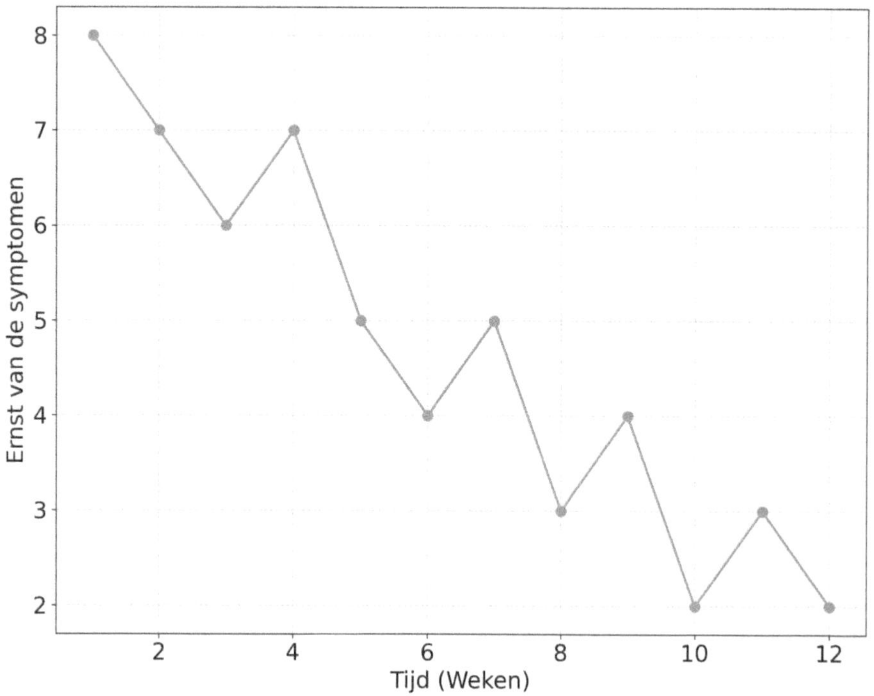

De grafiek toont een algemene neerwaartse trend in de ernst van de symptomen, wat suggereert dat er een positieve reactie op de behandeling is. De fluctuaties benadrukken echter de complexe aard van ADHD en de mogelijkheid dat de therapeutische aanpak in de loop van de tijd moet worden aangepast.

Psychologische Testmethoden

Psychologische testmethoden vormen een belangrijke bouwsteen in de ADHD-diagnostiek bij volwassenen. Ze aanvullen de medische onderzoeken en bieden waardevolle inzichten in de cognitieve functies en het gedrag. Er worden verschillende testmethoden gebruikt, die zich in hun accenten onderscheiden. Vragenlijsten, zoals zelfbeoordelings- en externe beoordelingsschalen, registreren subjectieve ervaringen met de ADHD-symptomen. Een zelfbeoordelingsformulier registreert de eigen waarneming van de betrokkene, terwijl bij een externe beoordeling familieleden of vrienden hun inschattingen documenteren [s5]. Deze verschillende perspectieven bieden een uitgebreider beeld. Zo kunnen bijvoorbeeld concentratieproblemen in de werkomgeving door collega's duidelijker worden waargenomen, terwijl de moeilijkheden om het huishouden te organiseren eerder door de partner worden gerapporteerd. neuropsychologische_tests daarentegen leveren objectificeerbare gegevens over cognitieve prestaties. Ze testen onder andere aandacht, werkgeheugen, impulscontrole en planningsvaardigheid. Deze tests kunnen helpen specifieke tekortkomingen te identificeren die verband houden met ADHD. Een voorbeeld hiervan is de Stroop-test, die het vermogen meet om automatische reacties te onderdrukken en cognitieve flexibiliteit te tonen. De resultaten van de psychologische testmethoden moeten altijd in de totale context van de diagnostiek worden bekeken. De combinatie van subjectieve rapporten en objectieve testresultaten, samen met de medische anamnese, maakt een gedifferentieerde beoordeling mogelijk en draagt bij aan een onderbouwde diagnosebeslissing [s6]. Geverifieerde screeningsinstrumenten, die door professionals met de juiste expertise worden gebruikt, ondersteunen de herkenning van ADHD bij volwassenen [s7] [s8].

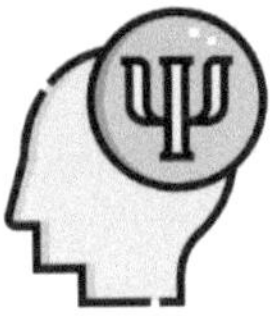

Rojo Verde Morado
Marrón Azul Rojo

Morado Rojo Marrón
Rojo Verde Azul

Strooptest [i5]

Goed om te weten

Cognitieve functies

Cognitieve functies beschrijven de mentale vermogens die ons in staat stellen informatie op te nemen, te verwerken en toe te passen. Bij ADHD kunnen cognitieve functies zoals aandacht, geheugen en planningsvaardigheid aangetast zijn. Een gedetailleerd onderzoek van deze functies is daarom belangrijk voor de diagnose.

Geverifieerde screeningsinstrumenten

Geverifieerde screeningsinstrumenten zijn gestandaardiseerde vragenlijsten of tests die zijn ontwikkeld om ADHD bij volwassenen te herkennen. Ze dienen als eerste stap in het diagnostische proces en helpen personen te identificeren die mogelijk baat kunnen hebben bij een uitgebreidere ADHD-diagnostiek. De resultaten van een screening alleen zijn echter niet voldoende voor een definitieve diagnose.

ADHD beoordelingsresultaten

Vergelijking van verschillende beoordelingsscores

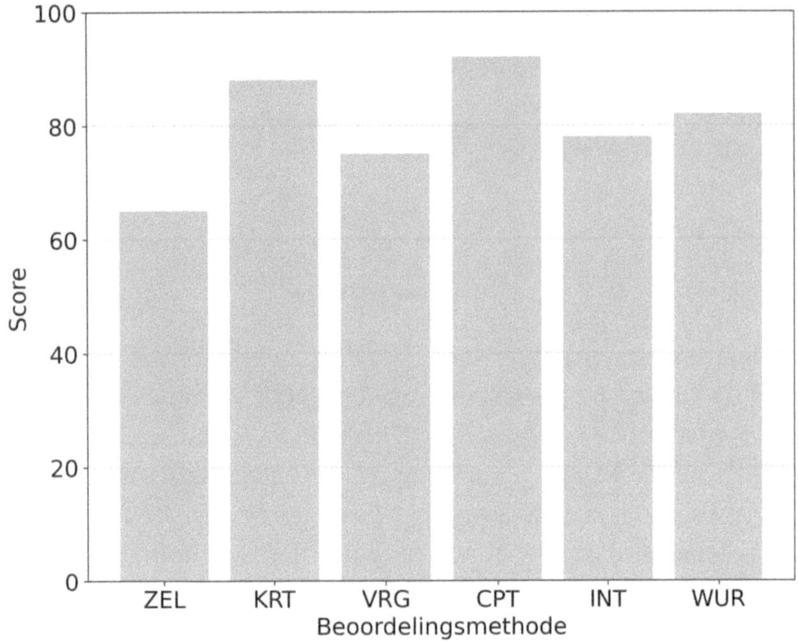

CPT: Continue Prestatie Test

KRT: BRIEF-A

WUR: Wender Utah Rating Scale

INT: Diagnostisch Interview

VRG: CAARS-S:L

ZEL: BASC-3 Zelfrapportage

De resultaten duiden op een significante verhoging van de scores voor onoplettendheid en hyperactiviteit/impulsiviteit, wat een sterke waarschijnlijkheid van ADHD suggereert. Hoewel er enige variabiliteit bestaat tussen de metingen, ondersteunt het algehele patroon de diagnostische hypothese. De iets lagere score op de zelfrapportagemeting kan de discrepanties tussen zelfperceptie en waargenomen gedrag weerspiegelen, wat het belang benadrukt van het gebruik van meerdere beoordelingsmethoden.

Documentatie van de symptomen

Een uitgebreide documentatie van de symptomen is essentieel voor de diagnose van ADHD bij volwassenen. Het omvat zowel het verzamelen van actuele klachten als de retrospectieve beschouwing van kinderlijke gedragsproblemen [s9] [s10]. Semi-gestructureerde interviews, waarin specifiek naar symptomen van onoplettendheid, hyperactiviteit en impulsiviteit wordt gevraagd, vormen de basis [s10]. Aanvullend bieden zelfbeoordelingsvragenlijsten, die de ernst van de symptomen kwantificeren, verdere informatie [s10]. Daarbij is de uiting van de symptomen in ten minste twee levensgebieden, zoals werk en gezin, relevant voor de diagnose [s11]. Niet alleen de subjectieve waarneming van de betrokkene, maar ook externe rapportages van familieleden of collega's, die de symptomen vanuit hun perspectief beschrijven, dragen bij aan een volledig beeld [s12]. Zo kan een collega bijvoorbeeld de impact van onoplettendheid in de professionele context beter inschatten dan de betrokkene zelf. De documentatie moet ook geslachtsspecifieke aspecten in overweging nemen, aangezien ADHD zich bij vrouwen mogelijk anders manifesteert dan bij mannen [s12]. Compensatiemechanismen die betrokkenen gedurende jaren hebben ontwikkeld om de symptomen te verbergen, moeten ook in overweging worden genomen om een zo authentiek mogelijk beeld van de beperkingen te verkrijgen [s12]. De systematische registratie van de symptomen met behulp van gestandaardiseerde instrumenten – waaronder specifieke beoordelingsschalen – maakt een objectieve beoordeling van de ernst mogelijk en ondersteunt de diagnose [s9]. Bijzonder belangrijk is de afgrenzing van andere psychische aandoeningen, aangezien ADHD-symptomen ook bij andere stoornissen kunnen optreden [s9]. Alleen wanneer de symptomen niet door een andere psychiatrische aandoening kunnen worden verklaard, is de diagnose ADHD gerechtvaardigd [s9]. De retrospectieve registratie van de symptomen in de kindertijd kan plaatsvinden door het gebruik van gevalideerde zelfbeoordelingsschalen en door gesprekken met familieleden of verzorgers uit de kindertijd [s11] [s9]. De herinnering aan kindertijdsymptomen kan echter soms moeilijk zijn, daarom is het nuttig om naar concrete voorbeelden uit de schooltijd of uit de familiale omgeving te vragen [s11]. De combinatie van zelf- en externe rapportages, gestandaardiseerde vragenlijsten en een gedetailleerde anamnese maakt een gedifferentieerde beoordeling mogelijk en vormt de basis voor een onderbouwde diagnosebeslissing.

Gestandaardiseerde instrumenten

Gestandaardiseerde instrumenten, zoals specifieke beoordelingsschalen of tests, maken een objectieve en vergelijkbare meting van de ADHD-symptomen mogelijk. Ze helpen om de ernst van de stoornis in te schatten en de diagnose te bevestigen. Het gebruik van gestandaardiseerde instrumenten draagt bij aan de kwaliteit en validiteit van de diagnose.

Semi-gestructureerde interviews

Semi-gestructureerde interviews bieden een flexibele gespreksstructuur die de diagnostische professional in staat stelt om in te gaan op individuele bijzonderheden en tegelijkertijd alle relevante aspecten van de ADHD-symptomatiek te dekken. Ze maken een gedetailleerde exploratie van de individuele ervaringen en uitdagingen in verband met ADHD mogelijk.

Zelfbeoordelingsvragenlijsten

Zelfbeoordelingsvragenlijsten zijn gestandaardiseerde vragenlijsten die door de betrokkenen zelf worden ingevuld. Ze registreren de subjectieve waarneming van de ADHD-symptomen en leveren kwantitatieve gegevens over hun ernst. Deze vragenlijsten helpen om de ernst van de symptomen in te schatten en het verloop van de behandeling te volgen.

ADHD Symptoom Frequentie

Frequentie van volwassen ADHD symptomen.

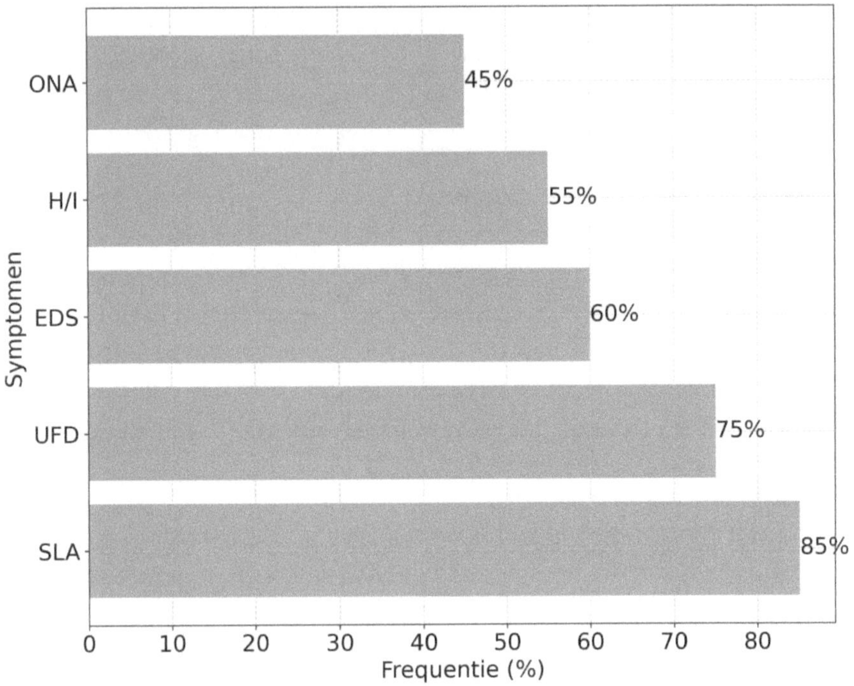

EDS: Emotionele Disregulatie

ONA: Onoplettendheid

UFD: Uitvoerende Functiestoornis

H/I: Hyperactiviteit/Impulsiviteit

SLA: Slaapstoornissen

De grafiek benadrukt de variërende prevalentie van ADHD-symptomen, waarbij onoplettendheid en hyperactiviteit/impulsiviteit het vaakst worden gemeld. Emotionele disregulatie, hoewel minder frequent dan kernsymptomen, treft nog steeds een aanzienlijk deel van de personen en onderstreept het belang van een uitgebreide diagnostische aanpak.

Concrete adviezen

- Integreer de zelfervaring van de patiënt actief in het diagnostische proces.
- Vraag de patiënt om een dagboek bij te houden over zijn symptomen en de impact daarvan.
- Analyseer samen met de patiënt terugkerende patronen en triggers in zijn dagelijks leven.
- Betrek de subjectieve waarneming van de patiënt met betrekking tot zijn sterke punten en hulpbronnen in de diagnose.
- Ontwikkel samen met de patiënt individuele meetcriteria voor het therapie succes die verder gaan dan gestandaardiseerde schalen.
- Gebruik creatieve methoden zoals tekeningen of rollenspellen om de patiënt te helpen toegang te krijgen tot zijn emoties en gedrags patronen.
- Reflecteer regelmatig met de patiënt op het diagnostische proces en pas dit indien nodig aan.
- Creëer een veilige ruimte voor de patiënt waarin hij openlijk over zijn moeilijkheden en angsten kan spreken.
- Beschouw de diagnose niet als een afgesloten proces, maar als een dynamische uitwisseling tussen u en de patiënt.
- Moedig de patiënt aan om actief deel te nemen aan de diagnose en eigen vragen in te brengen.
- Vertrouw niet uitsluitend op gestandaardiseerde testprocedures, maar ontwikkel een individuele diagnostische aanpak.
- Betrek indien nodig andere professionals, zoals ergotherapeuten of sociaal pedagogisch werkers, in het diagnostische proces.
- Documenteer het gehele diagnostische proces transparant en begrijpelijk.

1. 2 Gestructureerde zelfevaluatie

Gestructureerde zelfevaluatie is een belangrijke stap in de ADHD-diagnostiek. Het stelt in staat om gedrags patronen te herkennen en te analyseren die in het dagelijks leven vaak onopgemerkt blijven. Deze systematische zelfobservatie brengt echter uitdagingen met zich mee: subjectieve waarnemingen en onbewuste vertekeningen kunnen het resultaat beïnvloeden. Bovendien bemoeilijkt de diversiteit van ADHD-symptomen een eenduidige toewijzing. Krijg helderheid over uw individuele sterke en zwakke punten – de basis voor een succesvolle diagnose en therapie.

Gestructureerde zelfevaluatie bij ADHD vereist zowel zelf- als externe perspectieven om blinde vlekken aan het licht te brengen en een volledig beeld van de eigen gedragspatronen te verkrijgen.

Gedragsobservatie

Gedragsobservatie vormt een belangrijke bouwsteen bij de zelfevaluatie van ADHD op volwassen leeftijd. Het biedt een gedetailleerder inzicht in gedrags patronen die in het dagelijks leven vaak onopgemerkt blijven. Door gericht te observeren kunnen subtiele signalen worden herkend en gedocumenteerd die op ADHD kunnen wijzen. Het gaat hierbij niet alleen om de bevestiging van vermoedelijke symptomen, maar ook om het identificeren van individuele uitingen en sterkte. Concreet kan dit betekenen dat gedurende een gedefinieerde periode (onder andere een week) aantekeningen worden gemaakt van typische gedragingen in het dagelijks leven. Hierbij kunnen verschillende gebieden in overweging worden genomen: concentratie (hoe lang kan ik me op een taak concentreren?), impulsiviteit (onderbreek ik anderen vaak?), organisatie (vergeet ik afspraken of verleg ik belangrijke voorwerpen?) en emotionele regulatie (reageer ik overdreven emotioneel op bepaalde situaties?). Deze systematische verzameling van gedragsgegevens biedt een waardevolle basis voor verdere diagnostiek en therapieplanning. Zelfobservatie is echter niet vrij van mogelijke vertekeningen. De eigen waarneming kan worden beïnvloed door subjectieve gevoelens en bestaande overtuigingen [s13]. Daarom is het raadzaam om ook de perspectieven van andere personen in overweging te nemen. Observaties van familieleden, vrienden of collega's die de betrokken persoon goed kennen, kunnen waardevolle aanvullingen bieden. Deze fremdbeobachtung kan helpen om blinde vlekken in de zelfwaarneming bloot te leggen en een vollediger beeld van het gedrag te verkrijgen. De combinatie van zelf- en fremdbeobachtung verhoogt de nauwkeurigheid van de beoordeling en kan zo leiden tot een preciezere diagnose [s13]. Belangrijk is dat de ondervraagde persoon op de hoogte is van het doel van de observatie en zijn of haar toestemming geeft. De observatie moet zich richten op concrete gedragingen en waardevrij worden gedocumenteerd. De resultaten van de fremdbeobachtung moeten vervolgens worden vergeleken met de eigen observaties en gezamenlijk worden besproken. Deze uitwisseling kan leiden tot een dieper begrip van de eigen gedrags patronen en helpt om de relevantie van de geobserveerde symptomen voor een mogelijke ADHD-diagnose beter in te schatten. Zelf- en fremdbeobachtung leveren weliswaar klinisch relevante gegevens over aandachtproblemen bij volwassenen, maar zijn alleen niet voldoende om ADHD veilig van andere psychische stoornissen te onderscheiden [s13]. De observatie van het eigen gedrag en het inwinnen van fremdbeobachtungen zijn waardevolle instrumenten binnen een gestructureerde zelfevaluatie. Ze bieden de mogelijkheid om gedrags patronen bewust waar te nemen en te analyseren. De verzamelde gegevens kunnen dan als basis dienen voor verdere diagnostische stappen en helpen om een uitgebreid begrip van de eigen sterkte en zwakte te ontwikkelen. De integratie van beide perspectieven, zelf- en fremdwaarneming, draagt bij aan het verkrijgen van een gedifferentieerd beeld en ondersteunt de diagnose [s13]. De observatie alleen is echter niet voldoende voor een diagnose, maar is een onderdeel van een uitgebreid diagnoseproces.

Goed om te weten

Fremdbeobachtung

Fremdbeobachtung betekent dat een andere persoon, bijvoorbeeld een partner of vriend, het gedrag van de betrokkene observeert en zijn of haar indrukken beschrijft. Dit kan helpen om blinde vlekken in de zelfwaarneming te herkennen.

Subjektive

Subjectieve gevoelens zijn persoonlijke waarnemingen en emoties die de zelfobservatie kunnen beïnvloeden, bijvoorbeeld door de eigen stemming of verwachtingen.

Subtile

Subtiele signalen voor ADHD zijn moeilijk te herkennen en kunnen zich bijvoorbeeld uiten in lichte afleidbaarheid of problemen met organiseren.

Systematische

Een systematische verzameling van gedragsgegevens in het kader van zelfobservatie omvat het gestructureerd en regelmatig vastleggen van observaties, bijvoorbeeld met behulp van een dagboek of een app.

Therapieplanung

De therapieplanning bij ADHD houdt rekening met de individuele behoeften en omvat verschillende behandelingsbenaderingen, zoals psycho-educatie, gedragstherapie en medicatie.

Gedragspatronen bij volwassen ADHD

Frequentie, intensiteit en duur van ADHD-gerelateerd gedrag.

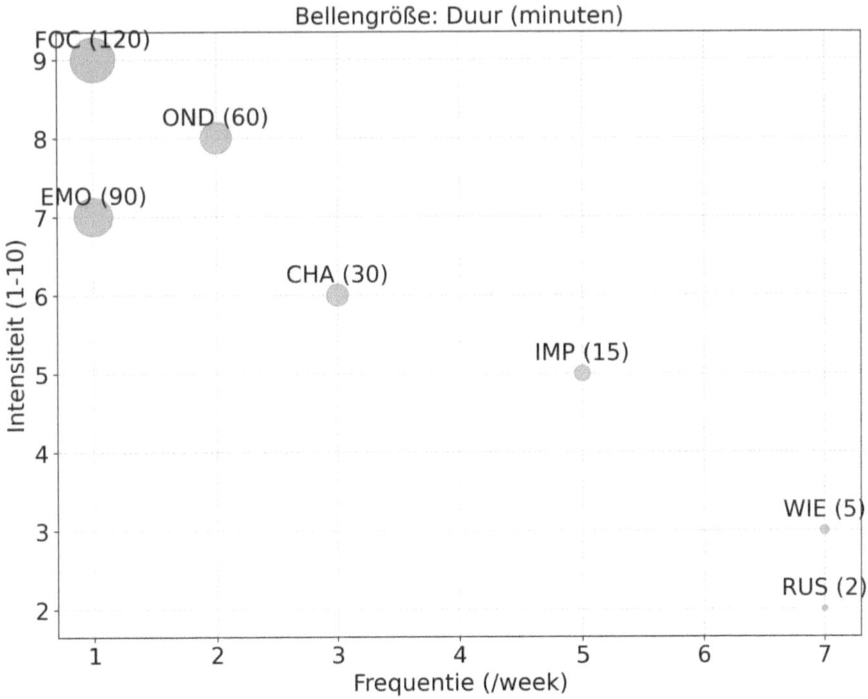

Blasengröße: Duur (minuten)

CHA: Chaotisch

FOC: Focusproblemen

OND: Onderbreken

WIE: Wiebelen

EMO: Emotionele Ontregeling

IMP: Impulsiviteit

RUS: Rusteloosheid

Deze grafiek laat verschillende patronen zien in ADHD-gerelateerd gedrag. Gedrag met een hoge frequentie is meestal korter van duur, terwijl minder frequent gedrag aanzienlijk intensiever kan zijn wanneer het voorkomt. Sommig gedrag vertoont een combinatie van hoge intensiteit en lange duur, wat suggereert dat deze bijzonder impactvol kunnen zijn op het dagelijks leven en gerichte interventie vereisen.

Symptoomdagboek

Een symptoomdagboek helpt om ADHD-symptomen systematisch vast te leggen en hun verloop in de tijd te volgen [s14]. Het maakt het mogelijk om verbanden te herkennen tussen bepaalde situaties, gedragingen en het optreden of de intensiteit van de symptomen. Deze informatie vormt een solide basis voor de therapieplanning en de beoordeling van het behandelingssucces. Door symptomen zoals onoplettendheid, impulsiviteit of hyperactiviteit, maar ook bijkomende problemen zoals slaapproblemen of stemmingswisselingen te documenteren, ontstaat een gedetailleerd beeld van het individuele ziektebeeld. Een symptoomdagboek kan onder andere informatie geven over de frequentie, duur en ernst van de symptomen. Deze nauwkeurige registratie maakt het mogelijk om specifieke uitlokkende en versterkende factoren te identificeren. Zo kunnen in het therapietraject gerichte strategieën voor symptoombeheersing worden ontwikkeld en hun effectiviteit worden gecontroleerd [s14]. De combinatie met mindfulnesstraining kan de zelfwaarneming aanscherpen en het begrip van de eigen symptomen verdiepen [s15]. Mindfulness-oefeningen bevorderen het vermogen om in het hier en nu te blijven en gedachten en gevoelens zonder oordeel te observeren. Deze verhoogde aandacht voor interne processen kan een positieve invloed hebben op de symptoomdocumentatie en aanvullende inzichten bieden over de relatie tussen aandacht, emoties en gedrag. Men moet zich echter bewust zijn van de mogelijke subjectiviteit van zelfrapportages [s16]. De eigen waarneming kan door verschillende factoren worden beïnvloed, wat kan leiden tot een afwijking van extern waarnemingen. Om dit probleem te minimaliseren, is het nuttig om de documentatie zo objectief en concreet mogelijk te maken, door zich te concentreren op observeerbaar gedrag en meetbare grootheden. Een voorbeeld hiervan zou zijn om in plaats van "Ik was vandaag erg onoplettend" concrete gebeurtenissen te beschrijven, zoals

"Ik ben tijdens de vergadering drie keer de draad kwijtgeraakt en moest navragen".

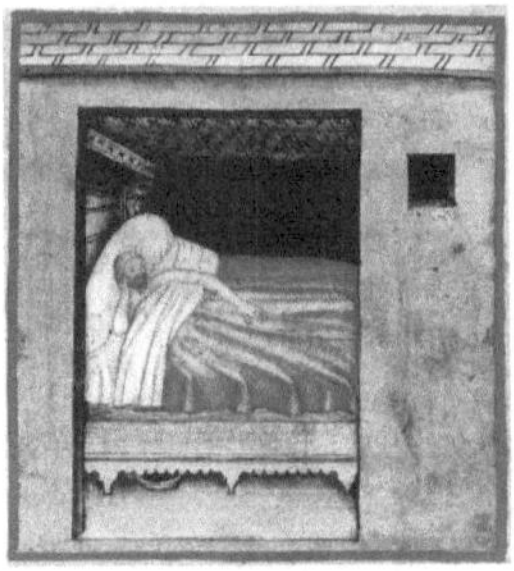

Slaapstoornis [i6]

Goed om te weten

Extern waarnemingen

Waarnemingen van het gedrag en de toestand van een persoon door anderen, zoals familieleden, vrienden of therapeuten. Extern waarnemingen kunnen aanvullende perspectieven op de ADHD-symptomen bieden en de zelfevaluatie aanvullen.

Mindfulnesstraining

Een methode die de bewuste waarneming van gedachten, gevoelens en lichamelijke sensaties in het huidige moment bevordert, zonder deze te beoordelen. In de context van ADHD kan mindfulnesstraining helpen om de zelfwaarneming te verbeteren en impulsen beter te beheersen.

Symptoomdagboek

Een gestructureerd dagboek waarin men regelmatig zijn ADHD-symptomen, hun uiting en mogelijke uitlokkende factoren vastlegt, om patronen en verbanden te herkennen en de therapie aan te passen.

Ernst van symptomen in de tijd

Illustreert de fluctuatie van de ernst van ADHD-symptomen gedurende een week.

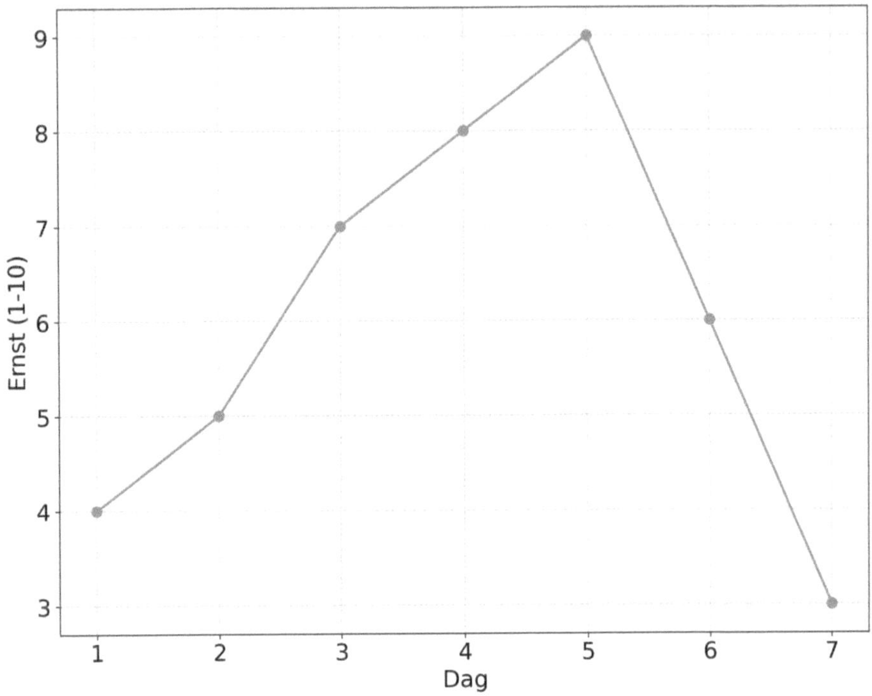

De grafiek laat een cyclisch patroon zien in de ernst van de symptomen, met pieken halverwege de week en lagere niveaus in het weekend. Dit kan duiden op de invloed van werkgerelateerde stress of routineveranderingen. De gegevens suggereren dat de dagelijkse activiteiten en mogelijke triggers tijdens piekperioden nader moeten worden bekeken om copingstrategieën te identificeren.

Evaluatie van de zelfobservatie

Evaluatie van de zelfobservatie De evaluatie van de verzamelde gegevens uit gedragsobservatie en symptoomdagboek is de volgende stap om een duidelijk beeld van de eigen gedragspatronen te krijgen. Het gaat erom de gedocumenteerde observaties en symptomen te analyseren en terugkerende tendensen te identificeren. In plaats van alleen individuele voorvallen te beschouwen, richt u zich op overkoepelende patronen. Hoe vaak komt een bepaald gedrag voor? In welke situaties is het bijzonder uitgesproken? Zijn er verbanden tussen bepaalde triggers en de gedocumenteerde symptomen? Deze analyse maakt het mogelijk om specifieke probleemgebieden te herkennen en de impact ervan op het dagelijks leven te begrijpen. Zo kan bijvoorbeeld blijken dat concentratieproblemen vooral optreden bij complexe taken, terwijl impulsieve reacties eerder in stressvolle situaties voorkomen. Hoewel zelfobservatie waardevolle inzichten in het eigen gedrag biedt, kan het ook beïnvloed worden door de subjectieve waarneming [s17]. Het is nuttig om de eigen aantekeningen te vergelijken met de perspectieven van anderen om een vollediger begrip te krijgen. Vreemde observaties van familieleden of vrienden kunnen aanvullende informatie bieden en "blinde vlekken" in de zelfwaarneming onthullen. Het is zinvol om de externe beoordelingen systematisch te verzamelen en te focussen op concrete gedragingen. Als familieleden bijvoorbeeld vaker onbetrouwbaarheid waarnemen, terwijl men zelf deze kwestie niet als problematisch beschouwt, kan dit een belangrijke aanwijzing zijn. De vergelijking van zelf- en externe perspectieven maakt het mogelijk om de eigen observaties te valideren en de relevantie van de symptomen voor een mogelijke ADHD-diagnose beter in te schatten [s17]. Houd er rekening mee dat de zelfbeoordeling van symptomen vaak afwijkt van de beoordelingen van anderen [s17]. Deze discrepantie kan belangrijke aanwijzingen opleveren en moet in het diagnoseproces in overweging worden genomen. De combinatie van zelf- en externe observatie verhoogt de nauwkeurigheid van de symptoomregistratie en draagt bij aan een beter onderbouwde diagnose. De evaluatie van de zelfobservatie is een iteratief proces. De verkregen inzichten kunnen worden gebruikt om de zelfobservatie te verfijnen en specifieke vragen te ontwikkelen. Zo kunt u bijvoorbeeld na de eerste analyse gericht letten op bepaalde situaties of de documentatie van specifieke symptomen intensiveren. Dit continue proces van reflectie en aanpassing stelt u in staat om een steeds gedetailleerder beeld van uw eigen gedragspatronen te ontwikkelen en de basis te leggen voor een gerichte therapie.

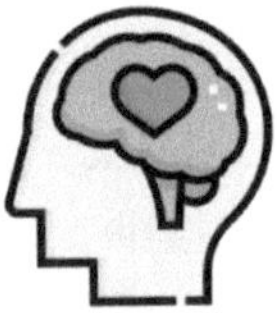

Goed om te weten

Overkoepelende patronen

Overkoepelende patronen in de zelfobservatie zijn gedragingen of symptomen die over verschillende situaties en tijdsperioden heen herhaaldelijk optreden en dus op een onderliggend probleem kunnen wijzen, zoals ADHD.

Systematisch

Systematisch betekent dat de zelfobservatie gestructureerd en volgens een plan wordt uitgevoerd. Dit kan bijvoorbeeld het gebruik van checklists, dagboeken of beoordelingsschalen omvatten om de eigen gedragingen en symptomen gericht vast te leggen en te evalueren.

Verbondenheden

Bij de gestructureerde zelfevaluatie gaat het erom verbanden tussen bepaalde situaties, gevoelens en gedragingen te herkennen. Het begrijpen van deze verbanden helpt om patronen in het eigen gedrag te identificeren en triggers voor ADHD-symptomen te begrijpen.

Vreemde observatie

Vreemde observaties zijn waardevolle aanvullingen op zelfobservatie. Door het perspectief van familieleden, vrienden of collega's kunnen gedragingen worden herkend die men zelf niet opmerkt. Dit helpt om een vollediger beeld van de eigen ADHD-symptomen te krijgen.

Verdeling van geobserveerd gedrag (ADHD zelfevaluatie)

Overzicht van ADHD-gerelateerd gedrag tijdens zelfmonitoring.

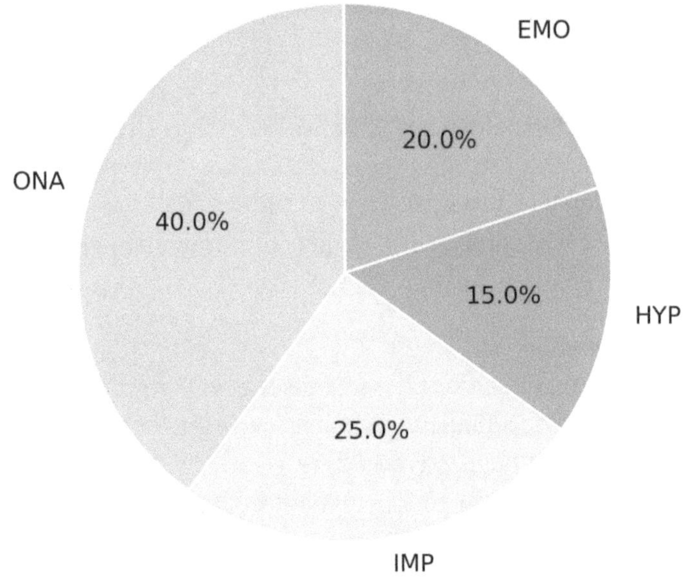

EMO: Emotionele Ontregeling

IMP: Impulsiviteit

HYP: Hyperactiviteit/Rusteloosheid

ONA: Onoplettendheid/Concentratieproblemen

Deze grafiek toont de relatieve frequentie van verschillende ADHD-gerelateerde gedragingen die tijdens de zelfmonitoringperiode zijn waargenomen. Het grootste segment vertegenwoordigt het meest waargenomen gedrag, wat suggereert dat dit een primair aandachtsgebied kan zijn voor interventiestrategieën. Kleinere segmenten duiden op minder frequent gedrag, wat nog steeds kan bijdragen aan de algehele uitdagingen. Inzicht in deze verdeling maakt een persoonlijke benadering van het beheersen van ADHD-symptomen mogelijk.

Concrete adviezen

- Koppel uw observaties aan concrete alledaagse gebeurtenissen om hun invloed op uw gedrag beter te begrijpen.
- Maak een tabel waarin u verschillende gedragingen (bijv. impulsief winkelen) en hun respectieve gevolgen vastlegt.
- Visualiseer uw voortgang in zelfobservatie door bijvoorbeeld een stemmingsbarometer voor uw concentratievermogen bij te houden.
- Gebruik de gestructureerde zelfevaluatie om uw persoonlijke sterke punten in de omgang met ADHD-specifieke uitdagingen te identificeren en uit te breiden.
- Ontwikkel individuele strategieën voor zelfregulatie, gebaseerd op de resultaten van uw zelfevaluatie, zoals korte beweegpauzes bij langere geconcentreerde activiteiten.
- Reflecteer regelmatig op uw zelfevaluatie en pas uw strategieën aan veranderende behoeften aan.
- Deel uw ervaringen met andere betrokkenen over de gestructureerde zelfevaluatie om nieuwe impulsen te ontvangen.
- Stel realistische doelen voor de zelfevaluatie en de omgang met uw persoonlijke uitdagingen.
- Beloon uzelf voor uw voortgang in zelfobservatie en zelfregulatie.
- Stel uw eigen waarnemingen kritisch in vraag en sta open voor nieuwe perspectieven op uw gedrag.
- Beschouw de gestructureerde zelfevaluatie als een hulpmiddel voor de continue ontwikkeling van uw zelfkennis.

1. 3 Gedifferentieerde beschouwing

ADHD bij volwassenen komt zelden alleen voor. Comorbiditeiten zoals angststoornissen, depressies of slaapproblemen beïnvloeden het verloop en bemoeilijken de behandeling. Ook leeftijd en geslacht vormen het beeld van ADHD, van hyperactiviteit in de kindertijd tot concentratieproblemen in de volwassenheid. Deze veelzijdige aspecten vereisen een gedifferentieerde benadering om de juiste diagnose en een individueel behandelplan te ontwikkelen. Lees verder om de cruciale factoren voor uw zelfkennis te begrijpen.

Een succesvolle ADHD-diagnose en behandeling vereist een gedifferentieerde benadering die comorbiditeiten, leeftijd, geslacht en levensfase in overweging neemt om individuele behoeften te herkennen en op maat gemaakte strategieën te ontwikkelen.

Comorbiditeiten herkennen

ADHD bij volwassenen komt zelden geïsoleerd voor. Vaak bestaan er andere aandoeningen, zogenaamde comorbiditeiten of begeleidende aandoeningen, die parallel aan ADHD aanwezig zijn. Deze begeleidende aandoeningen kunnen het verloop van ADHD beïnvloeden en de behandeling bemoeilijken. Daarom is het herkennen van deze extra aandoeningen essentieel voor een succesvolle therapie. Zo kunnen bijvoorbeeld gastro-intestinale stoornissen, slaapproblemen, obesitas of epilepsie naast ADHD voorkomen [s18]. De begeleidende aandoeningen kunnen van verschillende aard zijn en omvatten zowel lichamelijke als psychische stoornissen. Op het gebied van psychische aandoeningen komen vaak angststoornissen, depressies, dwangstoornissen of verslavingen voor. ADHD kan bijvoorbeeld in 25% tot 81% van de gevallen samen met andere psychiatrische diagnoses optreden [s18]. Bij dwangstoornissen zijn comorbiditeiten ook vaak aanwezig, waarbij affectieve stoornissen en angststoornissen domineren [s19]. Leeftijd en geslacht beïnvloeden het optreden van de respectieve begeleidende aandoening. Zo komen bij oudere patiënten depressies en verslavingen vaker voor, terwijl bij jongere patiënten angststoornissen op de voorgrond staan [s19]. Een

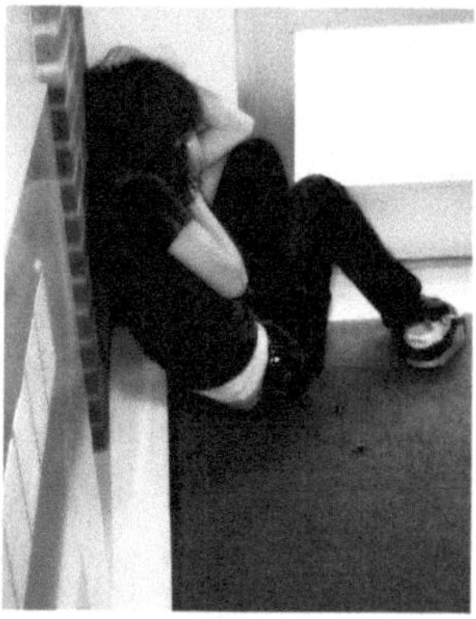

Depressie [i7]

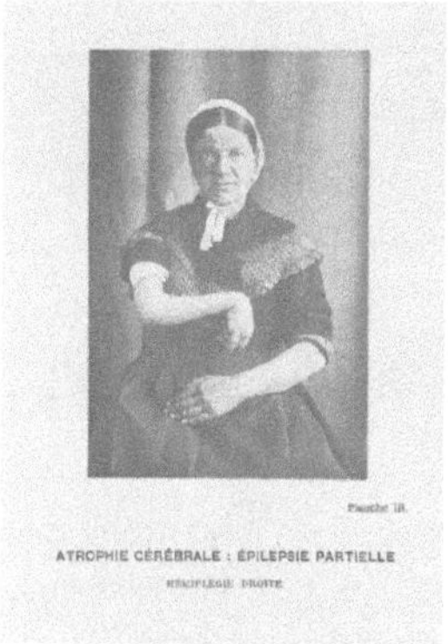

Epilepsie [i8]

grondige diagnostiek is daarom belangrijk om zowel ADHD als alle aanwezige begeleidende aandoeningen te identificeren.

Een gestructureerde aanpak die verschillende gebieden – van de lichamelijke gezondheid tot de stemming en het slaapgedrag – dekt, maakt een uitgebreide beoordeling mogelijk. Alleen zo kan een individueel behandelplan worden opgesteld dat rekening houdt met de specifieke behoeften van de patiënt. Een succesvolle therapiebenadering integreert de behandeling van alle aanwezige aandoeningen om de levenskwaliteit duurzaam te verbeteren. Een aanvullende slaapanalyse kan bijvoorbeeld waardevolle informatie opleveren wanneer slaapproblemen als begeleidende aandoening worden vermoed. Door gerichte diagnostiek en behandeling van comorbiditeiten kunnen de symptomen van ADHD beter worden gecontroleerd en de algehele prognose worden verbeterd.

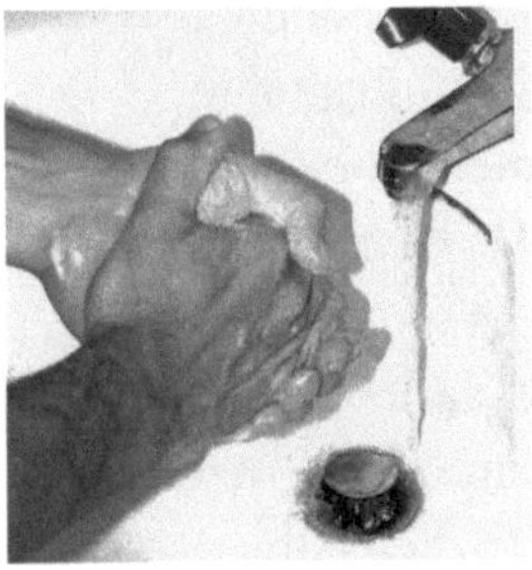

Obsessieve-compulsieve stoornis (OCS) [i9]

Affectieve stoornissen

Psychische aandoeningen die gekenmerkt worden door stemmingsstoornissen. Tot de affectieve stoornissen behoren onder andere depressies en bipolaire stoornissen. Het optreden van affectieve stoornissen als comorbiditeit bij ADHD kan de symptomen van ADHD verergeren en de behandeling bemoeilijken.

Diagnostiek

Het proces van onderzoek en vaststelling van ziekten of stoornissen. Bij ADHD bij volwassenen omvat de diagnostiek verschillende methoden, zoals psychologische tests, interviews en het verzamelen van de medische geschiedenis. Zorgvuldige diagnostiek is cruciaal om ADHD van andere aandoeningen te onderscheiden en comorbiditeiten te identificeren.

Gastro-intestinale stoornissen

Klachten in het maag-darmkanaal die bij volwassenen met ADHD vaker kunnen voorkomen dan in de algemene bevolking. De exacte relatie tussen ADHD en gastro-intestinale stoornissen is nog niet volledig opgehelderd, maar er wordt vermoed dat stress, medicatie of een veranderde darmflora een rol kunnen spelen. De behandeling van de gastro-intestinale stoornissen kan de levenskwaliteit van ADHD-patiënten positief beïnvloeden.

Veelvoorkomende comorbiditeiten bij volwassenen met ADHD

Verdeling van veelvoorkomende comorbiditeiten bij volwassenen met de diagnose ADHD.

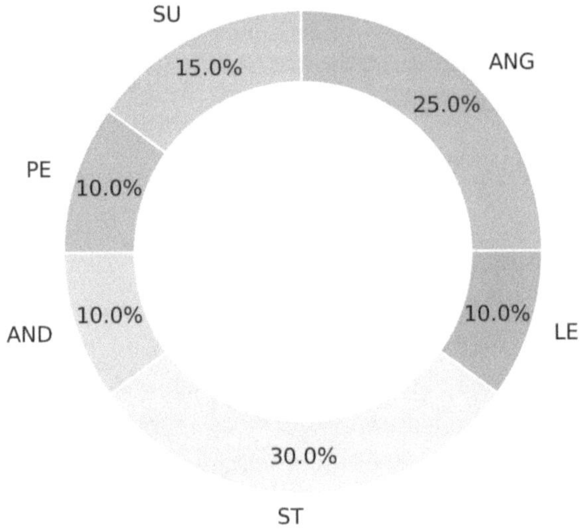

AND: Andere (bijv. Slaapstoornissen, Ticstoornissen)

ANG: Angststoornissen (bijv. GAS, Sociale Angst)

LE: Leerstoornissen

PE: Persoonlijkheidsstoornissen

ST: Stemmingsstoornissen (bijv. Depressie, Bipolair)

SU: Stoornissen in het gebruik van middelen

Deze grafiek benadrukt de significante prevalentie van comorbide aandoeningen bij volwassenen met ADHD. Stemmingsstoornissen, angststoornissen en stoornissen in het gebruik van middelen vertegenwoordigen substantiële delen, wat het belang van een uitgebreide beoordeling en geïntegreerde behandelingsbenaderingen benadrukt. Hoewel leerstoornissen en persoonlijkheidsstoornissen minder vaak voorkomen, hebben ze nog steeds invloed op een aanzienlijk percentage van de personen en moeten ze worden overwogen tijdens de diagnose en behandelingsplanning. Het herkennen en aanpakken van deze comorbiditeiten is cruciaal voor het verbeteren van het algehele welzijn en de behandelingsresultaten.

Levensfase-specifieke kenmerken

ADHD verandert in de loop van het leven. De uiting van de symptomen varieert tussen de verschillende levensfasen. Terwijl in de kindertijd hyperactiviteit en impulsiviteit op de voorgrond kunnen staan, komt in de volwassenheid steeds meer onoplettendheid in de focus [s20]. Deze verschuiving van de symptomatiek betekent niet dat de oorspronkelijke moeilijkheden verdwijnen, maar dat ze veranderen en zich aanpassen aan de betreffende levensfase. Zo kan bijvoorbeeld de kinderlijke impulsiviteit in de volwassenheid zich uiten in problemen met de emotionele regulatie of in de vorm van ondoordachte beslissingen. De aanpassing aan de betreffende levensfase vereist ook een aanpassing van de strategieën in de omgang met ADHD. Wat in de kindertijd nuttig was, is het in de volwassenheid mogelijk niet meer. Een kind profiteert van duidelijke structuren en regelmatige routines, terwijl een volwassene flexibele strategieën voor zelfregulatie moet ontwikkelen om aan de eisen van het beroeps- en gezinsleven te voldoen. Hoewel de diagnosecriteria voor ADHD, die oorspronkelijk voor kinderen zijn ontworpen, ook voor volwassenen geldig zijn, ervaren veel betrokkenen een breder scala aan symptomen die verder gaan dan de klassieke criteria [s20]. Deze uitgebreide symptomatiek kan de diagnose bemoeilijken en vereist een gedifferentieerde benadering. Volwassenen met ADHD melden vaak problemen op gebieden zoals tijdmanagement, organisatie en planning, die niet expliciet in de diagnosecriteria zijn opgenomen, maar die desondanks de levenskwaliteit aanzienlijk kunnen beïnvloeden. Om aan de individuele behoeften te voldoen, moet de behandeling van ADHD bij volwassenen daarom verder gaan dan medicamenteuze therapie en psychosociale ondersteuning en therapeutische maatregelen omvatten [s20]. Deze kunnen bijvoorbeeld strategieën voor stressmanagement, het opbouwen van sociale vaardigheden of het verbeteren van de emotionele regulatie aanreiken. De overgang van de kinder- en

jeugdpsychiatrie naar de volwassenpsychiatrie is een bijzonder gevoelige fase [s20]. Veel betrokkenen verliezen in deze periode de aansluiting bij de medische zorg, wat kan leiden tot een verslechtering van de symptomatiek. Een naadloze overgang en continue zorg zijn daarom cruciaal om de langdurige stabiliteit en het welzijn van de betrokkenen te waarborgen. Een vroegtijdige opbouw van copingstrategieën en de ontwikkeling van een individueel ondersteuningssysteem kunnen helpen om de uitdagingen van het volwassen leven succesvol aan te pakken.

Goed om te weten

Emotionele regulatie

De vaardigheid om emoties te herkennen, te begrijpen en op een gepaste manier uit te drukken. Moeilijkheden op dit gebied kunnen bij volwassenen met ADHD leiden tot sterke stemmingswisselingen, woede-uitbarstingen of overgevoeligheid.

Hyperactiviteit

Kan zich bij volwassenen met ADHD bijvoorbeeld uiten in innerlijke onrust of rusteloosheid en leidt tot moeilijkheden om in sociale situaties rustig te blijven.

Onoplettendheid

Beïnvloedt de concentratie en aandachtsspanne. Bij volwassenen met ADHD kan dit leiden tot problemen op het werk, in de studie of in het dagelijks leven.

Psychosociale ondersteuning

Omvat verschillende maatregelen die gericht zijn op het bevorderen van de psychische en sociale gezondheid van mensen met ADHD. Voorbeelden hiervan zijn psychotherapie, coaching, zelfhulpgroepen en ondersteuning in de professionele of privéomgeving.

Zelfregulatie

De vaardigheid om eigen gedachten, gevoelens en handelingen te sturen. Moeilijkheden met zelfregulatie kunnen bij volwassenen met ADHD leiden tot problemen met impulscontrole, planning en organisatie, evenals motivatie.

Ernst van ADHD-symptomen gedurende de levensduur

De ernst van ADHD-symptomen verandert met de leeftijd.

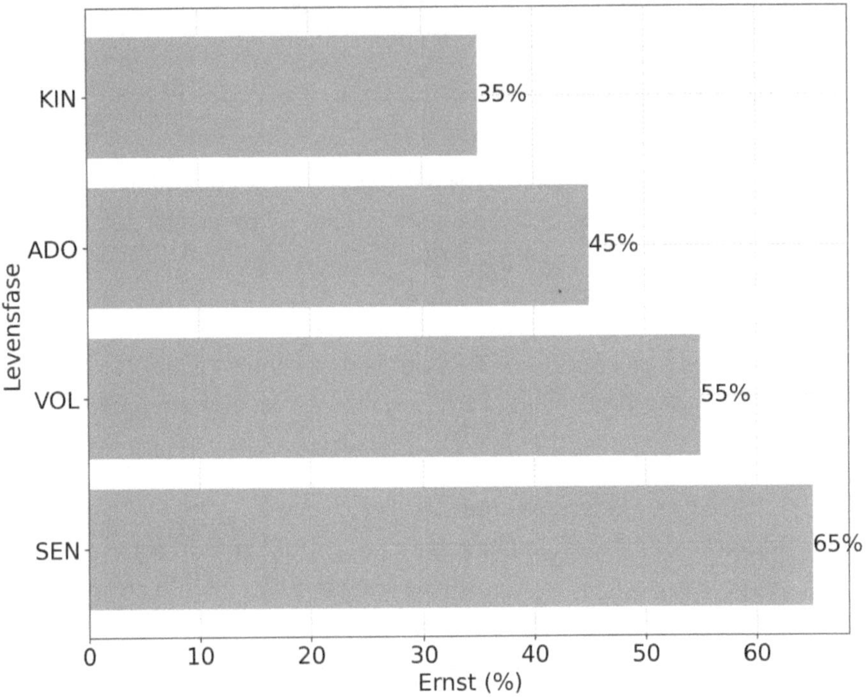

ADO: Adolescentie

SEN: Senior

KIN: Kindertijd

VOL: Volwassenheid

Deze grafiek geeft visueel weer hoe de prominentie van bepaalde ADHD-symptomen kan verschuiven gedurende het leven. Hyperactiviteit en impulsiviteit zijn vaak meer uitgesproken in de kindertijd, terwijl onoplettendheid en emotionele disregulatie meer prominent kunnen worden in de adolescentie en volwassenheid. De variërende impact benadrukt de behoefte aan leeftijdsgeschikte diagnostische en behandelingsstrategieën.

Geslachtsspecifieke bijzonderheden

Geslachtsspecifieke verschillen beïnvloeden de manifestatie en het verloop van ADHD. Hoewel de diagnosecriteria voor alle geslachten gelden, tonen zich in de praktijk variaties in het uiterlijk. Vrouwen met ADHD ontwikkelen vaker internaliserende symptomen zoals angsten en depressies, terwijl bij mannen eerder externaliserende symptomen, zoals impulsiviteit en hyperactiviteit, domineren [s21]. Deze verschillende uitingen kunnen ertoe leiden dat ADHD bij vrouwen minder vaak wordt herkend of verkeerd gediagnosticeerd. Vrouwen leren vaak vroeg om hun moeilijkheden te compenseren door aangepast gedrag, wat de diagnostiek verder bemoeilijkt [s22] [s21]. Een voorbeeld hiervan is het overmatig plannen en organiseren om de innerlijke onrust en concentratieproblemen tegen te gaan. Dit gedrag kan naar buiten toe als een kracht lijken en het zicht op de onderliggende ADHD-problematiek vertroebelen. Voor een succesvolle therapie is het daarom belangrijk om rekening te houden met de geslachtsspecifieke bijzonderheden en een diagnostiek uit te voeren die verder gaat dan de klassieke criteria. Een nauwkeurige anamnese, die ook de individuele copingstrategieën en de subjectieve belasting door de symptomen in kaart brengt, is cruciaal. Therapeutische benaderingen moeten zijn afgestemd op de specifieke behoeften van de betreffende persoon en naast medicamenteuze behandeling ook psychotherapeutische maatregelen omvatten, zoals het aanleren van strategieën voor emotieregulatie of het omgaan met perfectionisme. Een gendersensitieve benadering in diagnostiek en therapie draagt bij aan het verbeteren van de levenskwaliteit van zowel vrouwen als mannen met ADHD.

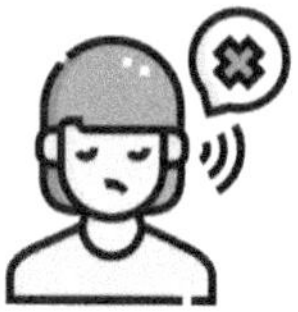

Goed om te weten

Emotieregulatie

Emotieregulatie beschrijft het vermogen om eigen emoties waar te nemen, te begrijpen en op een gepaste manier te beheersen. Moeilijkheden in emotieregulatie zijn een veelvoorkomend kenmerk van ADHD op volwassen leeftijd en kunnen zich uiten in impulsieve reacties, emotionele instabiliteit of moeilijkheden in het omgaan met stress. Het aanleren van strategieën voor emotieregulatie is daarom een belangrijk onderdeel van de therapie.

Externaliserende symptomen

Externaliserende symptomen bij ADHD op volwassen leeftijd verwijzen naar naar buiten gerichte gedragingen zoals impulsiviteit, hyperactiviteit, agressiviteit of een lage frustratietolerantie. Deze symptomen zijn vaak direct observeerbaar en kunnen leiden tot conflicten in de sociale en professionele omgeving.

Internaliserende symptomen

Internaliserende symptomen bij ADHD op volwassen leeftijd zijn naar binnen gerichte emotionele en cognitieve processen, die zich bijvoorbeeld kunnen uiten in de vorm van angsten, depressies, sociale terugtrekking of psychosomatische klachten. Ze zijn vaak moeilijker te herkennen dan externaliserende symptomen en kunnen leiden tot verkeerde diagnoses of een vertraagde diagnose van ADHD.

ADHD Symptoompresentatie per geslacht

Symptoomverschillen bij volwassenen

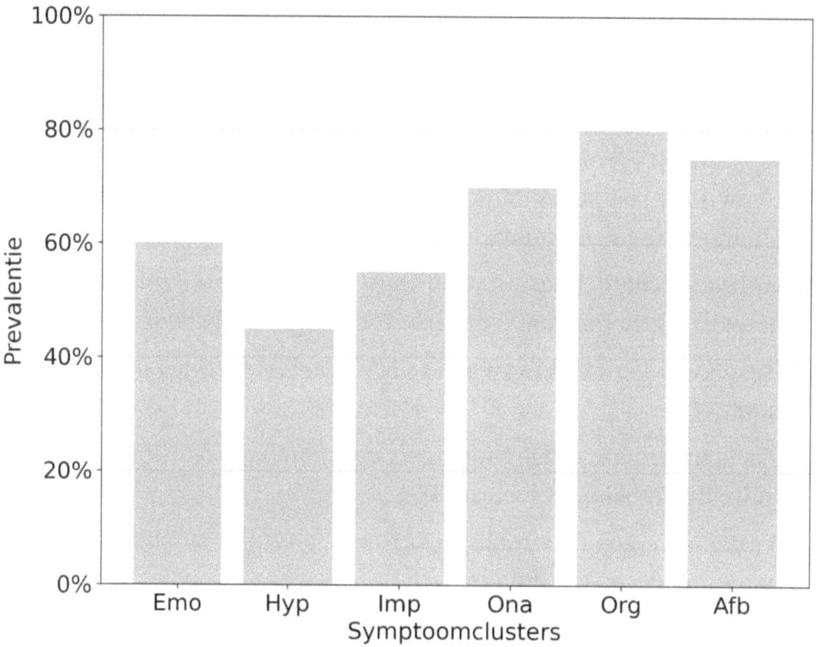

Afb: Afwijzingsgevoeligheid

Hyp: Hyperactiviteit

Ona: Onoplettendheid

Emo: Emotionele disregulatie

Imp: Impulsiviteit

Org: Moeite met organisatie

Hoewel beide geslachten de kernsymptomen van ADHD ervaren, suggereren deze gegevens dat vrouwen vaker onoplettendheid vertonen, zoals moeite met concentreren en desorganisatie, terwijl mannen vaker hyperactief-impulsieve kenmerken vertonen, zoals rusteloosheid en impulsiviteit. Emotionele disregulatie lijkt prominent aanwezig te zijn bij beide geslachten, hoewel het zich mogelijk anders manifesteert. Dit onderstreept het belang van genderspecifieke diagnostische benaderingen en behandelplannen op maat.

Concrete adviezen

- ○ Vraag uzelf af welke rol maatschappelijke verwachtingen en normen spelen bij de uiting van uw symptomen.
- ○ Onderzoek hoe uw tijdsperceptie invloed heeft op uw zelforganisatie en planningsgedrag.
- ○ Reflecteer in hoeverre eerdere ervaringen uw huidige copingstrategieën beïnvloeden en mogelijk beperken.
- ○ Experimenteer met verschillende zintuiglijke prikkels (bijv. muziek, geuren, beweging) om uw concentratie en focus te bevorderen.
- ○ Ontwikkel een persoonlijk "vroegwaarschuwingssysteem" voor situaties die uw emotionele regulatie uitdagen.
- ○ Gebruik lichamelijke signalen (bijv. spanning, hartkloppingen) als aanwijzingen voor uw innerlijke toestanden en behoeften.
- ○ Beschouw vermeende zwaktes als potentiële sterktes in een andere context.
- ○ Zoek actief naar omgevingen en activiteiten die aansluiten bij uw individuele behoeften en sterktes.
- ○ Vraag uw eigen beoordelingspatronen in twijfel en ontwikkel een welwillende zelfacceptatie.
- ○ Oefen mindfulness om uw gedachten en gevoelens bewuster waar te nemen en te sturen.
- ○ Verken hoe uw individuele sterktes u kunnen helpen om uitdagingen in het dagelijks leven te overwinnen.
- ○ Ontwikkel een netwerk van ondersteunende personen die uw behoeften begrijpen en respecteren.

Terugblik - 1. Diagnostiek en zelfkennis

De weg naar zelfkennis in de context van ADHD bij volwassenen begint met een grondige en multidimensionale diagnostiek. Deze zou niet alleen medische onderzoeken moeten omvatten om andere oorzaken van de bestaande problemen uit te sluiten, maar ook psychologische testprocedures die uw cognitieve functies, zoals aandacht en geheugen, in kaart brengen. Houd er rekening mee dat medische tests zoals bloedonderzoeken of EEG's belangrijk zijn om andere aandoeningen uit te sluiten, maar geen ADHD-diagnose opleveren. Psychologische tests zoals de Stroop-test kunnen daarentegen waardevolle aanwijzingen geven over specifieke cognitieve tekortkomingen. De combinatie van medische en psychologische inzichten vormt de basis voor een uitgebreid begrip van uw individuele situatie.

Een belangrijk aspect van de diagnostiek is de gedetailleerde documentatie van uw symptomen. Hierbij spelen zowel uw huidige klachten als uw ervaringen uit de kindertijd een rol. Maak gebruik van verschillende instrumenten, zoals semi-gestructureerde interviews en zelfbeoordelingsvragenlijsten. Betrek ook familieleden of vrienden bij het proces, aangezien hun externe beoordelingen waardevolle perspectieven op uw gedrag kunnen bieden. Houd er rekening mee dat ADHD zich bij vrouwen vaak anders manifesteert dan bij mannen en dat de symptomen in de loop van het leven kunnen veranderen. Let daarom extra op eventuele geslachtsspecifieke bijzonderheden en uw individuele copingstrategieën die u mogelijk in de loop der tijd heeft ontwikkeld om uw symptomen te compenseren.

Naast de professionele diagnostische procedures kunt u zelf actief bijdragen aan uw zelfkennis. Houd bijvoorbeeld een symptoomdagboek bij om uw individuele gedrags patronen en hun triggers beter te begrijpen. Noteer daarin de frequentie, duur en intensiteit van uw symptomen, evenals bijkomende problemen zoals slaapproblemen of stemmingswisselingen. De systematische zelfobservatie kan worden ondersteund door mindfulness-oefeningen die u helpen om uw gedachten, gevoelens en lichamelijke gewaarwordingen bewuster waar te nemen. Vergelijk uw zelfobservaties met de externe beoordelingen van mensen uit uw omgeving om een zo objectief mogelijk beeld te krijgen. Dit iteratieve proces van zelfreflectie en uitwisseling met anderen kan u waardevolle aanwijzingen geven over uw sterke en zwakke punten.

De confrontatie met mogelijke comorbiditeiten is ook essentieel. ADHD komt vaak voor in combinatie met andere psychische of lichamelijke aandoeningen die het verloop en de behandeling van ADHD kunnen beïnvloeden. Let daarom op tekenen van angststoornissen, depressies of andere gezondheidsproblemen en bespreek deze met uw arts of therapeut. Een uitgebreide diagnostiek van alle bestaande aandoeningen is de voorwaarde voor een individueel en succesvol behandelplan. De weg naar zelfkennis en een betere omgang met ADHD kan uitdagend zijn, maar het is de moeite waard. Met de juiste hulpmiddelen en een open benadering kunt u uw individuele sterke punten herkennen, uw uitdagingen overwinnen en uw levenskwaliteit duurzaam verbeteren.

2. Beroepsintegratie

Waarom hebben mensen met ADHD vaak zoveel moeite om hun professionele potentieel volledig te benutten? De werkdag stelt betrokkenen voor bijzondere uitdagingen - van het structureren van taken tot de interactie met leidinggevenden en collega's. Maar met de juiste strategieën en een aangepast werkomgeving kunnen de sterke punten van ADHD-gedupeerden doelgericht worden benut. De vormgeving van een productief beroepsleven hangt af van verschillende factoren die elkaar beïnvloeden. In dit hoofdstuk laten we concrete manieren zien waarop de balans tussen ADHD-specifieke bijzonderheden en beroepsvereisten kan worden gevonden.

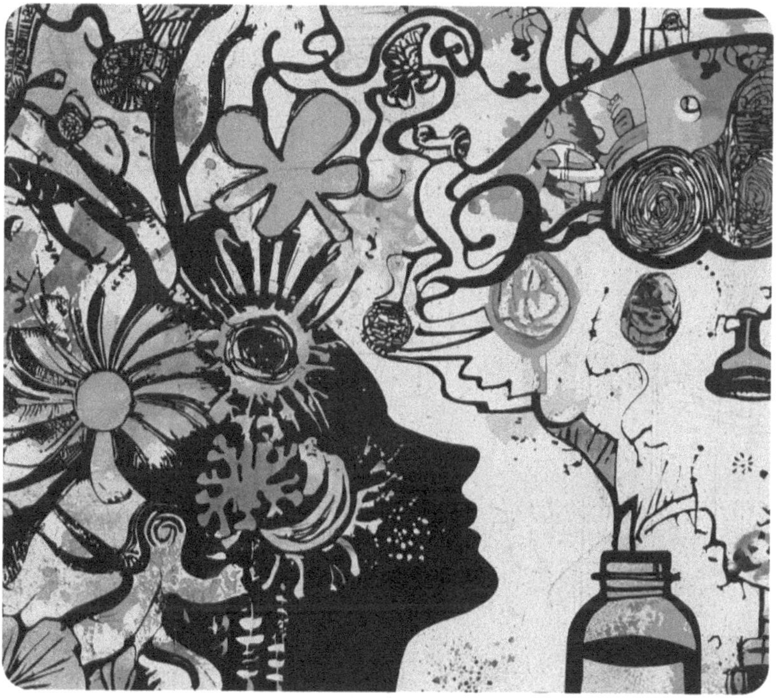

2. 1 Werkplekinrichting

Een optimale werkplekindeling is essentieel voor volwassenen met ADHD voor professioneel succes. Het beïnvloedt concentratie, productiviteit en welzijn aanzienlijk. Uitdagingen zoals afleidingen, organisatorische tekortkomingen en moeilijkheden met tijdsplanning beïnvloeden de werkdag. Dit gedeelte behandelt de belangrijkste aspecten van ruimtelijke en temporele structurering, evenals strategieën voor het minimaliseren van afleidingen. Een goed georganiseerde werkplek en een gestructureerde dagelijkse routine vormen de basis voor geconcentreerd en productief werken. Van het verminderen van sensorische prikkels tot het optimaliseren van digitale werkprocessen – hier vindt u concrete benaderingen voor een individuele aanpassing van uw werkomgeving. Ontdek hoe u uw werkplek kunt omtoveren tot een bron van productiviteit en tevredenheid.

Een effectief ingerichte werkplek voor volwassenen met ADHD integreert ruimtelijke organisatie, tijdstructurering en het minimaliseren van afleidingen om concentratie en productiviteit te bevorderen.

Ruimtelijke organisatie

Een goed georganiseerde werkplek kan de concentratie en productiviteit aanzienlijk verbeteren. Creëer een specifieke werkplek, vrij van afleidingen zoals televisies, spelconsoles of persoonlijke spullen [s23]. Dit gebied moet uitsluitend voor werk worden gebruikt om een duidelijke scheiding tussen werk en vrije tijd te creëren. Ook binnen de werkplek is orde belangrijk. Een opgeruimd bureau, waarop alleen de momenteel benodigde materialen liggen, minimaliseert visuele afleidingen en vergemakkelijkt de focus. Ordehouders zoals lades, stapels en pennenhouders helpen om materialen systematisch te organiseren en snel terug te vinden. Zo voorkomt u lang zoeken, wat de workflow onderbreekt en de concentratie verstoort. Overweeg of een rolcontainer voor documenten die niet constant nodig zijn, nuttig kan zijn. Een effectief systeem voor het beheren van agenda's en takenlijsten is ook essentieel [s23]. Digitale agenda's bieden de mogelijkheid om afspraken en taken te visualiseren en herinneringen in te stellen. Visuele aanwijzingen zoals kleurmarkeringen of symbolen kunnen bovendien de overzichtelijkheid verhogen en de aandacht op belangrijke afspraken vestigen. Aanvullend kunnen takenlijsten, of ze nu digitaal of analoog zijn, helpen om het overzicht over aankomende taken te behouden en prioriteiten te stellen. Om de concentratie verder te optimaliseren, kunt u externe afleidingen

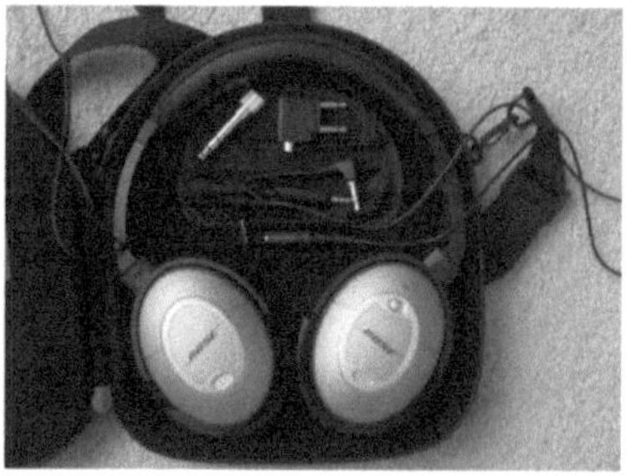

Geluiddempende koptelefoon [i10]

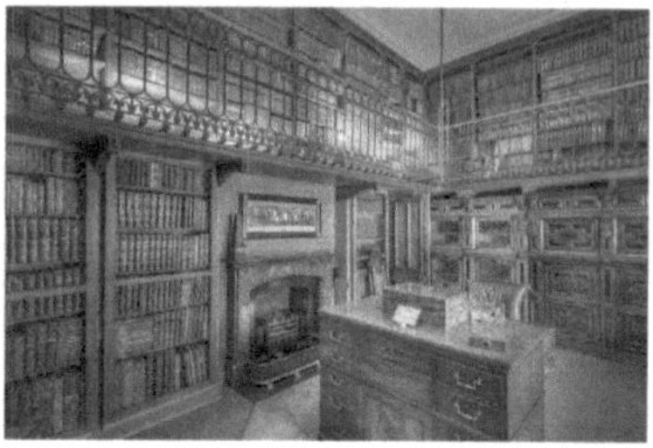

Bureau [i11]

verminderen door vaste plaatsen voor belangrijke voorwerpen zoals sleutels, mobiele telefoons of portemonnees vast te stellen [s23]. Hierdoor voorkomt u onnodig zoeken en bespaart u tijd en energie. Naast de organisatie van fysieke voorwerpen is ook de vermindering van sensorische afleidingen belangrijk [s24]. Geluiddempende koptelefoons kunnen bijvoorbeeld storende geluiden dempen en zo de concentratie bevorderen. Ook het inrichten van een privé vergaderruimte kan nuttig zijn om ongestoord te kunnen werken. De aanpassing van de werkomgeving aan individuele behoeften kan worden ondersteund door flexibele werkplekindelingen, zoals het gebruik van dubbele schermen of staande bureaus [s24]. Staande bureaus maken een afwisseling tussen zitten en staan mogelijk en bevorderen zo de lichamelijke activiteit en de doorbloeding, wat een positieve invloed kan hebben op de concentratie.

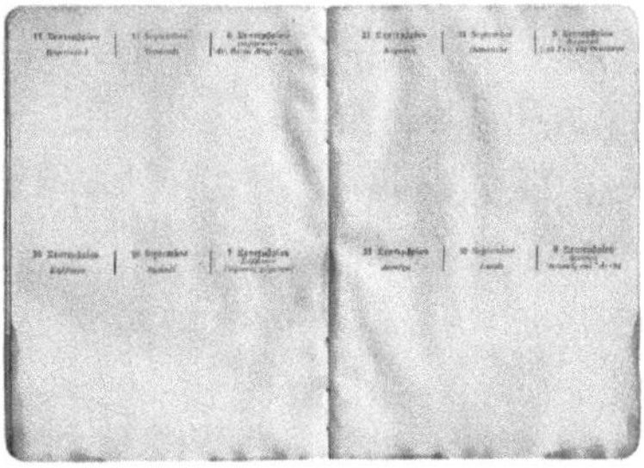

Kalender [i12]

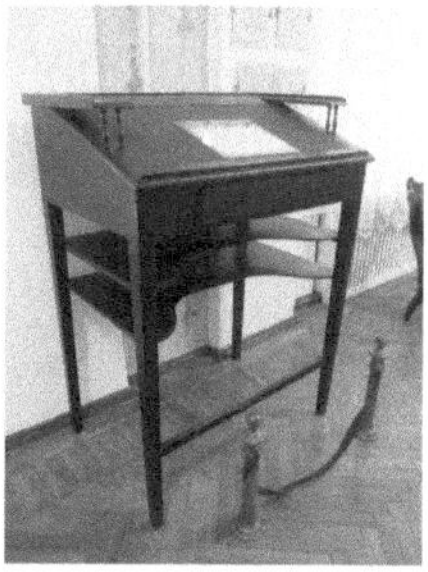

Sta bureau [i13]

Goed om te weten

Geluiddempende koptelefoons

Geluiddempende koptelefoons kunnen helpen storende geluiden te dempen en zo de concentratie van volwassenen met ADHD te bevorderen, vooral in luidruchtige kantooromgevingen.

Sensorische afleidingen

Sensorische afleidingen zoals lawaai, fel licht of sterke geuren kunnen voor volwassenen met ADHD bijzonder storend zijn. Het verminderen van deze afleidingen kan de concentratie en het welzijn op de werkplek aanzienlijk verbeteren.

Staande bureaus

Staande bureaus bevorderen beweging en kunnen volwassenen met ADHD helpen hun energie te kanaliseren en de concentratie te verbeteren. De afwisseling tussen zitten en staan kan ook lichamelijke klachten voorkomen.

Werkplek

Een duidelijk gedefinieerde werkplek helpt volwassenen met ADHD om zich beter op hun taken te concentreren en werk en vrije tijd te scheiden. Dit kan de concentratie en productiviteit verhogen.

Werkplekorganisatie voor volwassenen met ADHD

Visuele weergave van een ideale werkplekinstelling voor het beheren van ADHD.

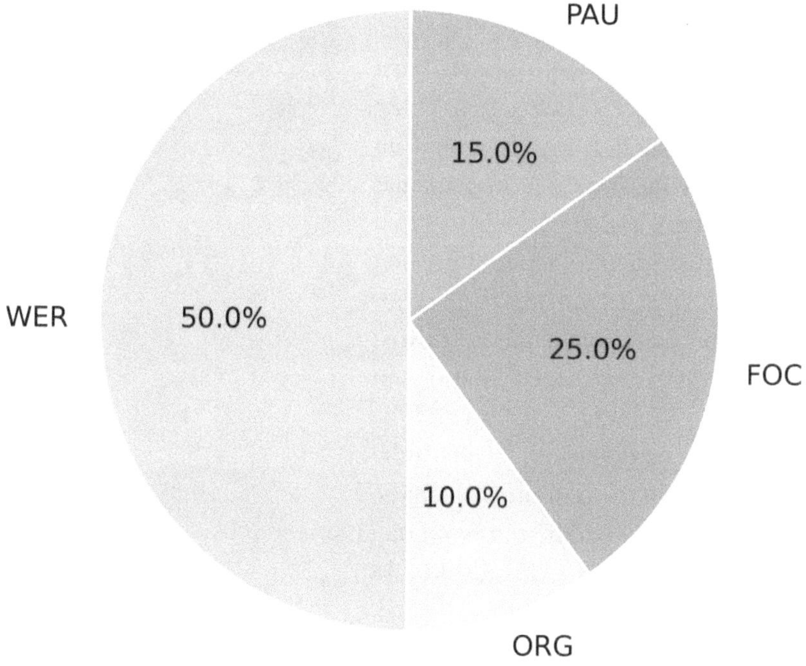

FOC: Focusruimte (afleidingsvrij)

PAU: Pauze- en oplaadruimte

ORG: Organisatie en opslag

WER: Werkruimte (primaire taakruimte)

Deze grafiek benadrukt het belang van een gestructureerde werkplek voor volwassenen met ADHD. Het grootste deel gewijd aan 'Werkruimte' benadrukt de noodzaak van een duidelijke, aangewezen ruimte om afleiding te minimaliseren. 'Focusruimte' benadrukt de noodzaak van een aparte ruimte voor taken die diepe concentratie vereisen. Hoewel kleiner, zijn de 'Pauze- en oplaadruimte' en 'Organisatie en opslag' cruciaal voor respectievelijk het behouden van energie en het beheren van potentiële rommel. Deze evenwichtige aanpak is erop gericht de productiviteit te maximaliseren en overweldiging te minimaliseren.

Tijdstructurering

Tijdstructurering is voor mensen met ADHD in het werk dagelijks bijzonder relevant. Moeilijkheden met tijdsplanning, het inschatten van tijdsperiodes en het organiseren van taken kunnen de productiviteit en het welzijn beïnvloeden [s25]. Een gestructureerde dagelijkse routine met duidelijke tijdsvensters voor verschillende activiteiten biedt houvast en vermindert stress. Het is nuttig om de dag in kleinere, overzichtelijke eenheden te verdelen en realistische tijdslimieten voor individuele taken vast te stellen. Zo kan een werkdag bijvoorbeeld worden opgedeeld in blokken van 30 of 60 minuten, die elk aan een specifieke activiteit zijn gewijd. Ook pauzes moeten goed ingepland worden om mentale vermoeidheid te voorkomen en de concentratie te behouden. Digitale agenda's en takenlijsten kunnen de planning en organisatie vergemakkelijken en helpen om het overzicht over afspraken en deadlines te behouden. Daarnaast bieden methoden zoals de Pomodoro-techniek, waarbij werk- en pauzetijden om en om van 25 en 5 minuten worden gestructureerd, een effectieve manier om gefocust te werken en tegelijkertijd regelmatige herstelperiodes te integreren. Aangezien de tijdswaarneming bij ADHD vaak verstoord is [s25], is het raadzaam om visuele timers of akoestische signalen te gebruiken om de tijdsintervallen beter waar te nemen en de naleving

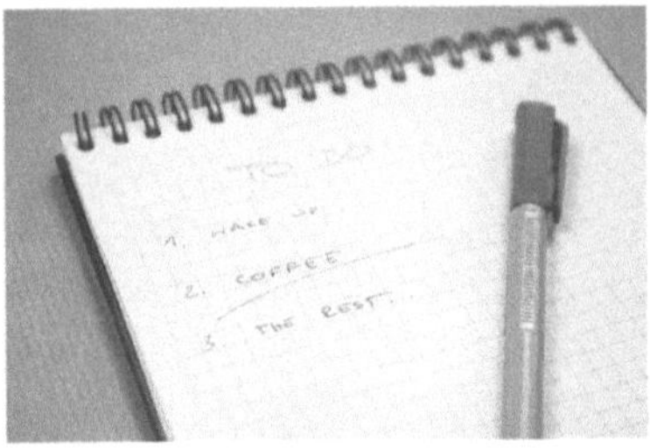

Takenlijst [i14]

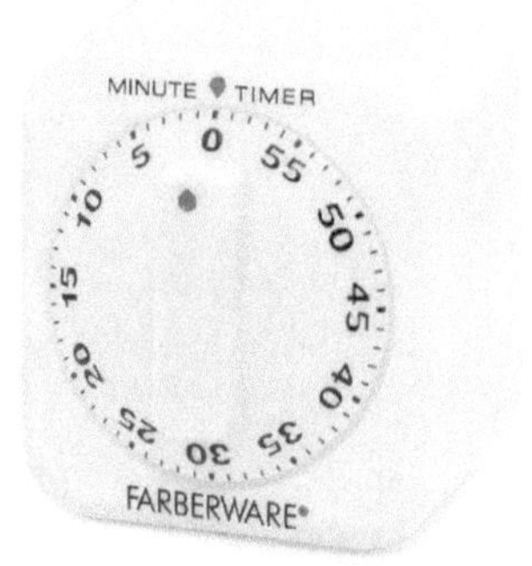

Timer [i15]

van de geplande tijden te ondersteunen. Cognitieve

trainingsprogramma's die specifiek gericht zijn op het verbeteren van het tijdmanagement kunnen ook nuttig zijn [s25]. Aanvullend kunnen strategieën uit de cognitieve gedragstherapie (CGT), zoals die in sommige programma's worden aangeboden [s26], de tijdstructurering bevorderen. Hierbij leren betrokkenen onder andere om taken te prioriteren, realistische doelen te stellen en hun werkproces effectief te plannen [s26]. Ook het herkennen van de individuele optimale aandachtsspanne en het aanpassen van de werkorganisatie daarop zijn belangrijke onderdelen van dergelijke programma's [s26]. Door verschillende methoden en technieken te combineren kan de tijdstructurering in het werk dagelijks verbeterd worden en kan de productiviteit worden verhoogd.

Goed om te weten

Cognitieve gedragstherapie

De cognitieve gedragstherapie (CGT) biedt strategieën en technieken die volwassenen met ADHD kunnen helpen om hun gedachten, gevoelens en gedragingen in verband met de werkorganisatie te veranderen. In de context van de werkplek inrichting kan CGT helpen om negatieve denkpatronen te herkennen en te veranderen die de productiviteit en het welzijn beïnvloeden. CGT ondersteunt ook de ontwikkeling van copingstrategieën voor uitdagingen in de werkomgeving.

Pomodoro-techniek

De Pomodoro-techniek kan volwassenen met ADHD helpen om hun werktijd in gefocuste intervallen en korte pauzes te verdelen, om de concentratie te verbeteren en overbelasting te voorkomen. Dit is bijzonder nuttig bij de werkplek inrichting, aangezien de methode de structurering van de werkdag ondersteunt en zo kan bijdragen aan een verhoogde productiviteit.

Productiviteitsfluctuatie gedurende de dag (ADHD)

Illustreert typische productiviteitsvariaties voor volwassenen met ADHD gedurende een werkdag.

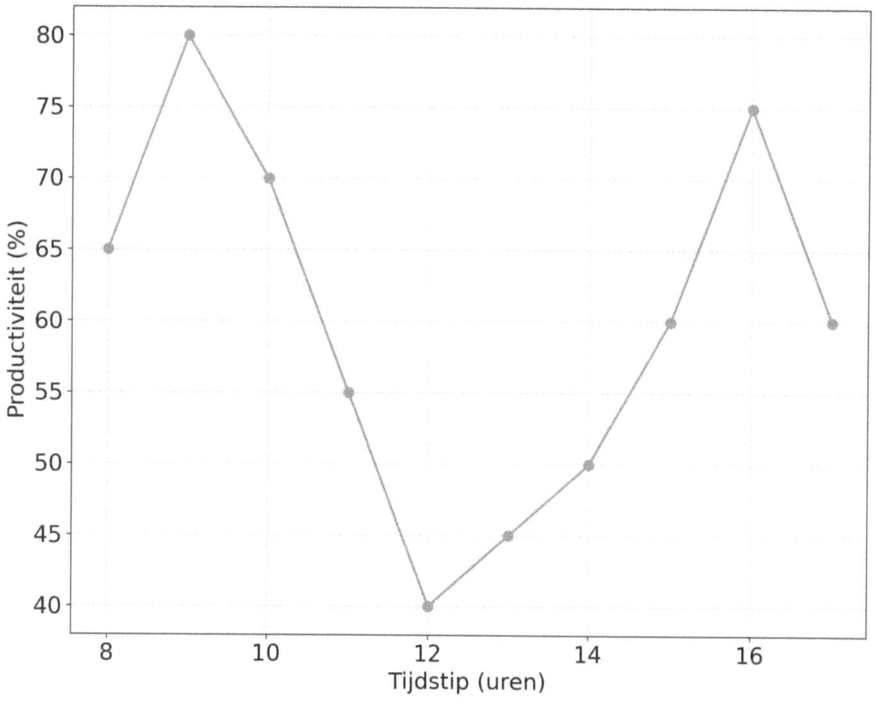

Deze grafiek toont een veelvoorkomend patroon voor mensen met ADHD, met pieken en dalen in productiviteit. De aanvankelijke piek kan hyperfocus vertegenwoordigen, gevolgd door dalingen als gevolg van afnemende aandacht en mogelijke taakwisseling. De stijging aan het einde van de dag kan worden toegeschreven aan deadline-druk of een hernieuwd gevoel van urgentie. Effectieve strategieën voor het omgaan met ADHD omvatten vaak het structureren van de werkdag om piekproductiviteitstijden te benutten en de impact van minder productieve periodes te beperken.

Minimalisering van afleiding

Afleidingen minimaliseren: Om geconcentreerd te kunnen werken, is het essentieel om afleidingen, zowel visueel als akoestisch, te verminderen. Een speciale werkplek, vrij van storende elementen zoals persoonlijke spullen of entertainmentapparatuur, bevordert de focus. Een opgeruimde werkplek speelt daarbij een cruciale rol. Een nette bureau met alleen de momenteel benodigde materialen minimaliseert visuele prikkels die van het essentiële afleiden. Aanvullend kan de inrichting van een afgesloten werkruimte, vergelijkbaar met een celkantoor, de concentratie verbeteren, omdat zo de geluidsbelasting en de visuele afleidingen, die vaak in open kantoortuinen voorkomen, worden verminderd [s27]. Een rustige, afgebakende ruimte kan de productiviteit met tot 14% verhogen. Ook de bewuste inrichting van de akoestische omgeving draagt bij aan het concentratievermogen. Geluidssensitive personen kunnen bijvoorbeeld profiteren van geluidswerende koptelefoons of oordopjes om storende omgevingsgeluiden te minimaliseren. De juiste keuze en aanpassing van de bureaustoel beïnvloeden ook het concentratievermogen. Een ergonomische stoel, waarvan de zithoogte en zitting individueel kunnen worden aangepast, bevordert een gezonde lichaamshouding en voorkomt spierspanning [s28]. Door het vermijden van lichamelijke klachten wordt de concentratie verder ondersteund. Trainingen voor het optimaal gebruik van de verstelbare mogelijkheden van de stoel maximaliseren het ergonomische voordeel en dragen zo indirect bij aan het minimaliseren van afleidingen [s28]. Naast fysieke afleidingen spelen ook digitale storingsbronnen een rol. E-mailmeldingen, social media-updates of berichtpop-ups onderbreken de werkstroom en verstoren de concentratie. Daarom is het raadzaam om deze meldingen tijdens geconcentreerde werkperiodes uit te schakelen of de betreffende programma's te sluiten. Een opgeruimde digitale werkplek, met overzichtelijke bestandsopslag en een effectief systeem voor taakbeheer,

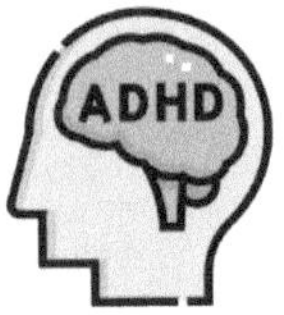

draagt ook bij aan de vermindering van digitale afleidingen. Het gebruik van desktoporganizers of de implementatie van de "Inbox-Zero"-methode voor e-mails kan helpen om de digitale omgeving overzichtelijk en afleidingsvrij te maken. De bewuste inrichting van de werkomgeving, zowel fysiek als digitaal, draagt aanzienlijk bij aan een verbeterd concentratievermogen en dus aan een verhoogde productiviteit.

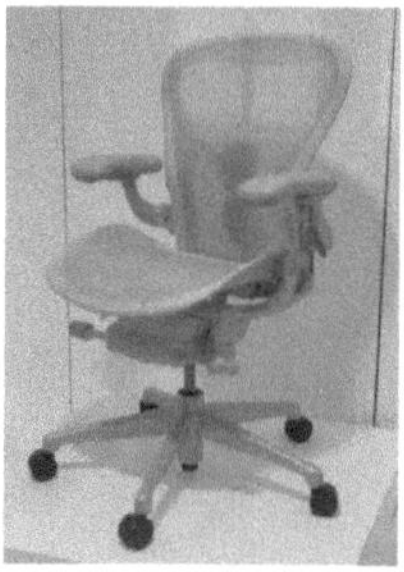

Ergonomische stoel [i16]

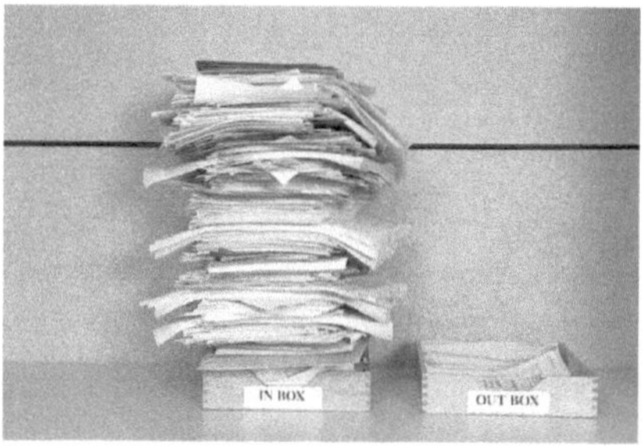

Inbox Zero [i17]

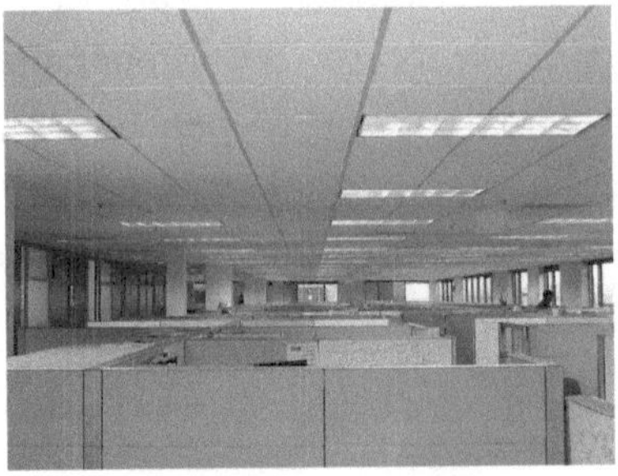

Kantoor met cellen [i18]

Goed om te weten

Celkantoor

Een celkantoor is een eenpersoonskantoor dat door muren van andere werkplekken is gescheiden en zo een rustige en geconcentreerde werksfeer kan creëren voor volwassenen met ADHD, die bijzonder gevoelig zijn voor verstoringen.

Ergonomisch

Een ergonomische stoel is aangepast aan de lichaamsvorm en ondersteunt een gezonde houding. Dit kan rugpijn en spanning voorkomen, die bij volwassenen met ADHD de concentratie verder kunnen beïnvloeden.

Geluidswerende koptelefoons

Geluidswerende koptelefoons verminderen omgevingsgeluiden en kunnen volwassenen met ADHD helpen zich beter te concentreren door auditieve afleidingen te minimaliseren die hun concentratie kunnen verstoren.

Inbox-Zero

De "Inbox-Zero"-methode is gericht op het leeghouden van de e-mailinbox. Dit kan volwassenen met ADHD helpen digitale afleidingen te minimaliseren en het overzicht over lopende taken te behouden.

Afbeeldingen op de werkplek

Frequentie van afleidingen op de werkplek voor volwassenen met ADHD.

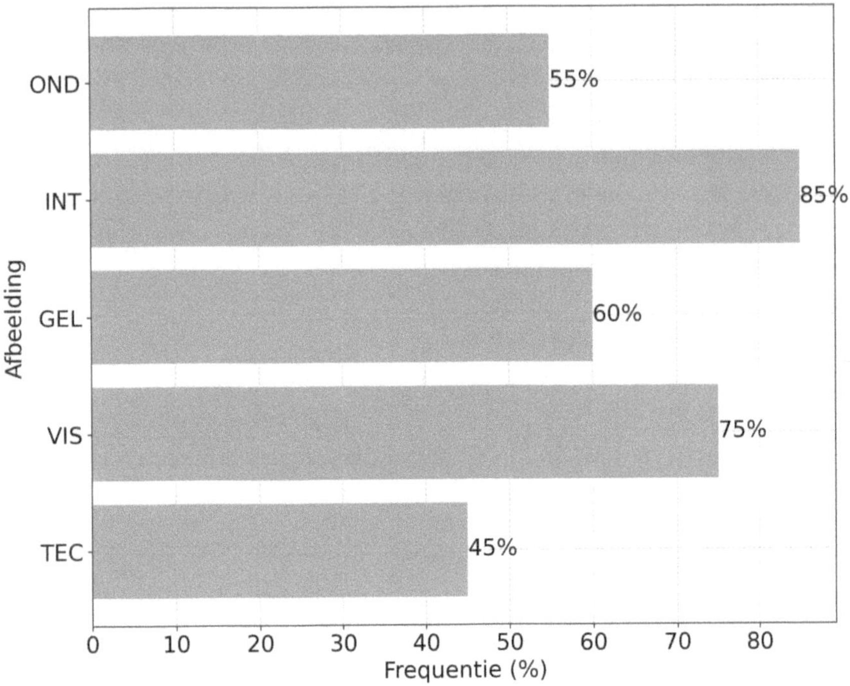

GEL: Geluid

INT: Onderbrekingen

OND: Innerlijke gedachten

TEC: Technologie

VIS: Visuele rommel

Visuele rommel en onderbrekingen zijn belangrijke bronnen van afleiding, wat de noodzaak van georganiseerde werkruimtes en strategieën om onderbrekingen te minimaliseren benadrukt. Hoewel geluid storend kan zijn, is de impact ervan relatief lager in vergelijking met visuele en interpersoonlijke afleidingen. Het aanpakken van deze belangrijke gebieden kan de focus en productiviteit aanzienlijk verbeteren.

Concrete adviezen

- Richt uw werkplek in met uitzicht op een lege muur of een raam om visuele afleiding te minimaliseren.
- Gebruik planten om uw werkplek visueel te structureren en een rustgevende sfeer te creëren.
- Experimenteer met verschillende lichtbronnen (bijv. daglichtlamp, dimbaar licht) om uw concentratie te optimaliseren.
- Bepaal een 'schatkist' of een plank voor persoonlijke spullen om uw bureau vrij te houden.
- Creëer een visueel ordensysteem met gekleurde etiketten of symbolen voor uw mappen en ordners.
- Gebruik ongebruikelijke opbergmiddelen zoals kruidenrekjes of magnetische borden voor kleine onderdelen.
- Geef uw werkplek vorm met haptische elementen zoals een stressbal of klei om uw concentratie te bevorderen.
- Integreer korte beweegpauzes in uw werkdag door bijvoorbeeld een zit-sta bureau te gebruiken of regelmatig op te staan en korte rek oefeningen te doen.
- Maak afspraken met collega's over vaste tijden voor ongestoord werken en communiceer uw behoefte aan rust.
- Gebruik een zandloper als visuele timer om uw werktijd in te delen en pauzes in acht te nemen.
- Hang inspirerende afbeeldingen of citaten op uw werkplek die u motiveren en uw stemming positief beïnvloeden.
- Creëer rituelen voor het begin en het einde van de werkdag om een duidelijke scheiding tussen werk en vrije tijd te waarborgen.

2. 2 Communicatie op de werkplek

Effectieve communicatie op de werkplek is voor iedereen belangrijk, maar voor volwassenen met ADHD is het bijzonder essentieel. Moeilijkheden in gesprekken met leidinggevenden, in teamwerk of bij conflictoplossing kunnen worden versterkt door ADHD-specifieke uitdagingen zoals impulsiviteit of verhoogde gevoeligheid. Dit kan leiden tot misverstanden, frustratie en conflicten die de beroepsintegratie belemmeren. Lees verder en ontdek hoe u deze uitdagingen kunt overwinnen en uw volledige potentieel in uw carrière kunt ontplooien.

Open communicatie over ADHD op de werkplek, zowel met leidinggevenden als binnen het team, vermindert misverstanden, bevordert begrip en maakt de gezamenlijke ontwikkeling van strategieën voor een productieve en ondersteunende werkomgeving mogelijk.

Gesprekken met leidinggevenden

Gesprekken met leidinggevenden zijn in het werkleven onvermijdelijk en kunnen voor mensen met ADHD bijzondere moeilijkheden met zich meebrengen. Kritiek, vaak een onderdeel van dergelijke gesprekken, kan door de verhoogde gevoeligheid bij ADHD intenser worden ervaren en een negatieve invloed hebben op het zelfvertrouwen [s29]. Niet de kritiek zelf, maar de manier van formuleren is bepalend. Richt de kritiek zich op de persoon ("U bent ongeconcentreerd"), dan komt deze negatiever over dan kritiek op het proces ("Deze taak vereist meer concentratie"). Een procesgerichte feedback biedt bovendien concrete aanknopingspunten voor verbetering. Ondersteuning van collega's of leidinggevenden kan de negatieve effecten van kritiek verzachten [s29]. In plaats van ADHD-symptomen te verbergen, kan open communicatie met de leidinggevende over de diagnose en de impact ervan op de werkprestaties nuttig zijn [s30]. Dit helpt om misverstanden te voorkomen en samen strategieën te ontwikkelen om de productiviteit te bevorderen. In dit gesprek kunt u onder andere ook de implementatie van strategieën voor stressmanagement of flexibele werktijden bespreken [s30]. Dergelijke open communicatie helpt om stigmatisering te verminderen en een ondersteunende werkomgeving te creëren.

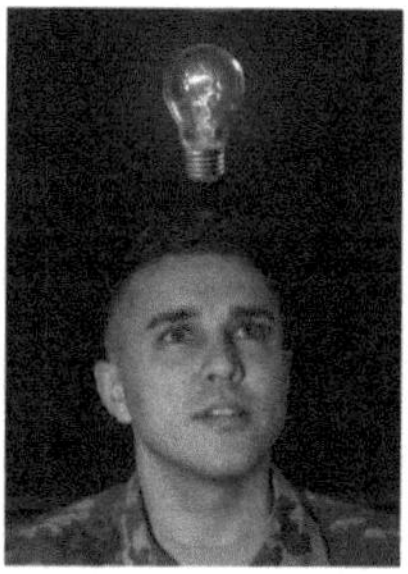

Productiviteit [i19]

Goed om te weten

Procesgerichte feedback

Bij volwassenen met ADHD kan procesgerichte feedback, die zich richt op de werkwijze in plaats van op de persoon, de motivatie verhogen en constructieve verbeteringen mogelijk maken. Hierdoor worden beschuldigingen vermeden en wordt de focus gelegd op concrete actiepunten.

Stigmatisering

Stigmatisering op de werkplek kan voor mensen met ADHD leiden tot sociale isolatie en angst voor het onthullen van de diagnose. Open communicatie en voorlichting kunnen helpen om vooroordelen te verminderen en een inclusieve werkomgeving te creëren.

Communicatie-uitdagingen op de werkplek

Communicatiefrequentie en -stijl met leidinggevenden

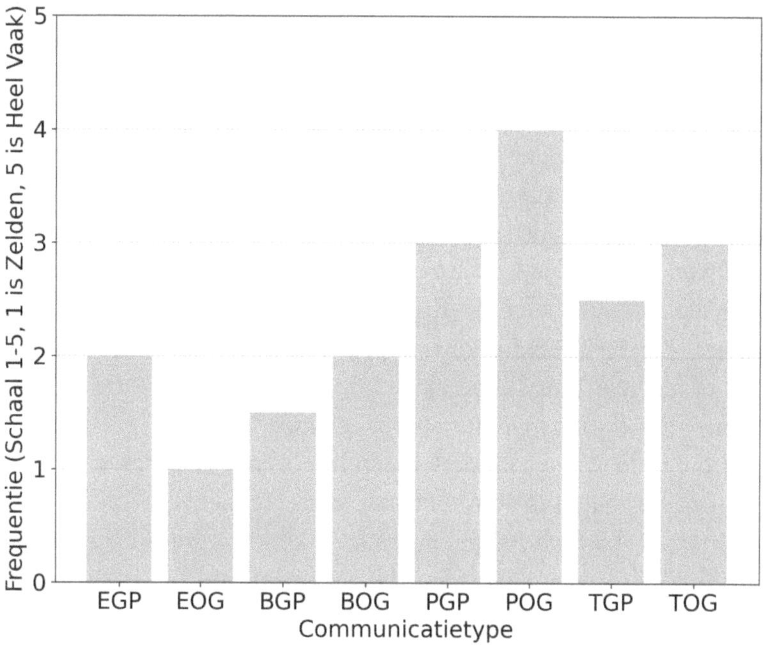

BGP: Bericht, Gepland

BOG: Bericht, Ongepland

EGP: E-mail, Gepland

EOG: E-mail, Ongepland

PGP: Persoonlijk, Gepland

POG: Persoonlijk, Ongepland

TGP: Telefoon, Gepland

TOG: Telefoon, Ongepland

Deze grafiek benadrukt de diverse communicatiepatronen tussen werknemers met ADHD en hun leidinggevenden. De variërende frequenties en voorkeuren voor verschillende communicatiemethoden suggereren een behoefte aan flexibiliteit en begrip op de werkplek. De prevalentie van ongeplande gesprekken kan duiden op moeite met planning of impulsiviteit, terwijl de lagere frequentie van e-mailcommunicatie kan worden toegeschreven aan uitdagingen met schriftelijke expressie of organisatie. De relatief hoge afhankelijkheid van persoonlijke discussies onderstreept het belang van duidelijke en directe communicatie voor deze groep.

Samenwerking in het team

Teamwerk vormt voor veel mensen met ADHD een bijzondere situatie, aangezien de vereiste dynamiek en interactie extra eisen aan de selbstregulation kunnen stellen [s31]. De uitwisseling met collega's die de eigen werkmethoden en behoeften niet kennen, kan leiden tot misverstanden of frustratie. Open communicatie over de diagnose en de impact ervan op de samenwerking kan hier een oplossing bieden. In een teamoverleg kunnen bijvoorbeeld de eigen sterke punten en moeilijkheden in de context van het gezamenlijke werk worden besproken. Zo kunnen collega's de situatie beter begrijpen en hun communicatie en interactie aanpassen – bijvoorbeeld door complexe taken in kleinere stappen op te splitsen of visuele hulpmiddelen te gebruiken voor de structurering van projecten. Deze transparante omgang met ADHD op de werkplek bevordert begrip en vermindert potentiële conflicten. Door gezamenlijk oplossingen te ontwikkelen, ontstaat een inclusieve werksfeer waarin alle teamleden hun volledige potentieel kunnen ontplooien [s32]. Een multidisciplinaire aanpak, die de perspectieven van verschillende vakgebieden zoals psychologie en personeelsmanagement in overweging neemt, kan de ontwikkeling van effectieve strategieën voor teamwerk ondersteunen [s32]. Zo kunnen specifieke aanpassingen op de werkplek worden gevonden die de sterke punten van medewerkers met ADHD bevorderen en tegelijkertijd hun moeilijkheden minimaliseren. De samenwerking met een ergotherapeut kan bijvoorbeeld helpen om de werkplek zo in te richten dat deze de concentratie en organisatie ondersteunt.

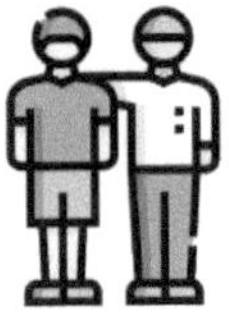

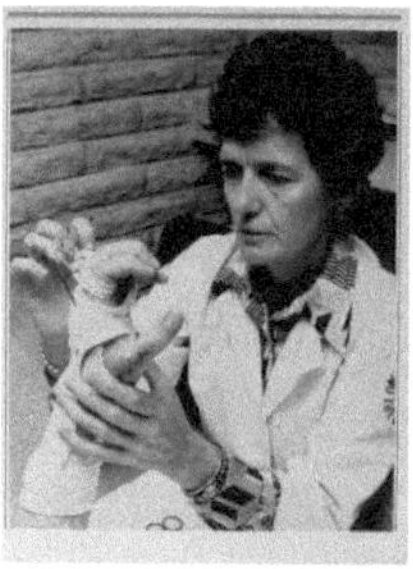

Ergotherapeut [i20]

Goed om te weten

Ergotherapeut

Een ergotherapeut ondersteunt mensen bij het uitvoeren van dagelijkse taken en activiteiten ondanks beperkingen. In de context van ADHD in de werkomgeving kan een ergotherapeut aanbevelingen doen voor het aanpassen van de werkplek, het verbeteren van de werkorganisatie en het inzetten van hulpmiddelen om de concentratie en productiviteit te verhogen.

Multidisciplinaire aanpak

Bevat de samenwerking van verschillende professionals om een uitgebreid begrip van de uitdagingen van ADHD in de werkomgeving te ontwikkelen en individuele oplossingen te formuleren. Dit kan bijvoorbeeld de samenwerking van psychologen, artsen, ergotherapeuten en personeelsverantwoordelijken omvatten om de best mogelijke ondersteuning voor de betrokken medewerker te waarborgen.

Team Interactie en ADHD

Impact van interactiekwaliteit en -frequentie op teamwork voor volwassenen met ADHD.

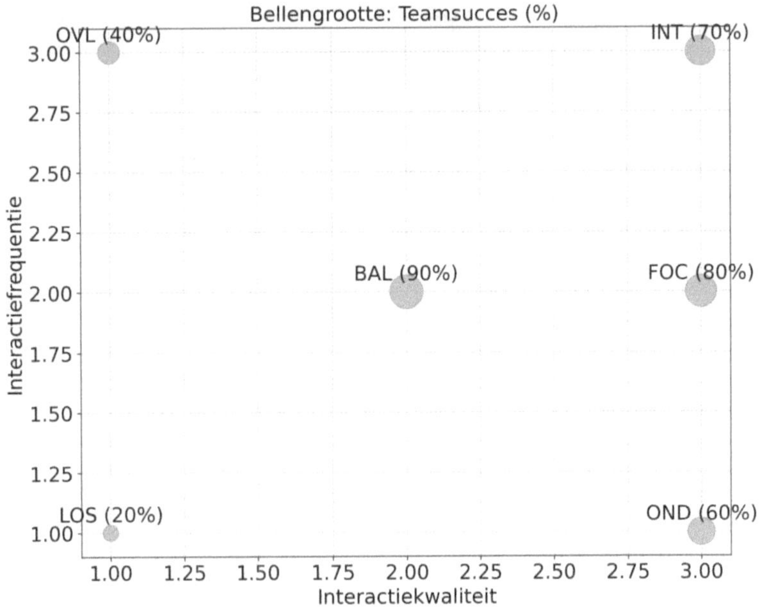

Blasengröße: Teamsucces (%)

BAL: Gebalanceerd

INT: Intens

OND: Onderbenut

FOC: Gefocust

LOS: Losgekoppeld

OVL: Overbelast

Hoge interactiefrequentie is niet altijd positief; gecombineerd met lage kwaliteit kan het leiden tot frustratie en inefficiëntie (bijv. overmatige, onproductieve vergaderingen). Omgekeerd levert een matige frequentie gepaard met interacties van hoge kwaliteit (gerichte, duidelijke communicatie) vaak de beste resultaten op. Lage frequentie met lage kwaliteit suggereert desinteresse en behoeft aandacht. De inspanningen moeten zich richten op het verbeteren van de interactiekwaliteit, zelfs als de frequentie matig blijft. Voor mensen met ADHD zijn duidelijke agenda's, gestructureerde vergaderingen en beknopte communicatie cruciaal om de effectiviteit van teamwork te maximaliseren.

Conflicthantering

Conflicten op de werkplek zijn onvermijdelijk en kunnen voor medewerkers met ADHD een bijzondere belasting vormen vanwege hun mogelijk verhoogde impulsiviteit en gevoeligheid [s33]. Vooral in gespannen situaties is het belangrijk om impulsieve reacties te vermijden en in plaats daarvan aandacht te besteden aan een doordachte communicatie. Dit betekent onder andere dat men de gesprekspartner actief moet beluisteren en diens perspectief moet begrijpen voordat men zelf reageert. In plaats van bijvoorbeeld onmiddellijk in de verdediging te schieten wanneer kritiek wordt geuit, kan het nuttig zijn om eerst te vragen wat precies bedoeld wordt en welke specifieke gedragingen aan de kritiek ten grondslag liggen. Op deze manier kunnen misverstanden worden opgehelderd en kan er gezamenlijk aan oplossingen worden gewerkt. Een rustige en zakelijke communicatie helpt om de situatie te de-escaleren en een constructieve conflictoplossing mogelijk te maken. Het kan ook nuttig zijn om voorafgaand aan potentieel moeilijke gesprekken met collega's of leidinggevenden aantekeningen te maken en de eigen argumenten te structureren. Dit biedt meer zekerheid en helpt om het overzicht in het gesprek te behouden. Deze voorbereidende maatregel kan de emotionele belasting verminderen en de selbstregulation in het gesprek bevorderen. De psycho-educatie speelt ook een cruciale rol bij conflicthantering [s33]. Een beter begrip van de eigen ADHD-gerelateerde gedragingen en de impact daarvan op anderen kan helpen om conflicten vroegtijdig te herkennen en adequaat te reageren. Door zich bezig te houden met de eigen diagnose en de daarmee samenhangende moeilijkheden kan men strategieën ontwikkelen om in conflictsituaties kalmer en effectiever te handelen. De kennis van de neurobiologische achtergronden van ADHD kan bovendien bijdragen aan het versterken van het zelfvertrouwen en het vermijden van negatieve zelftoeschrijvingen in conflictsituaties. Het besef dat bepaalde

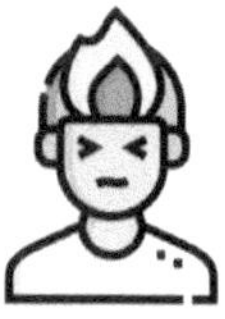

gedragingen niet te wijten zijn aan persoonlijk falen, maar aan de neurologische bijzonderheden van ADHD, kan de emotionele belasting in conflicten verminderen en de bereidheid tot constructieve conflictoplossing vergroten.

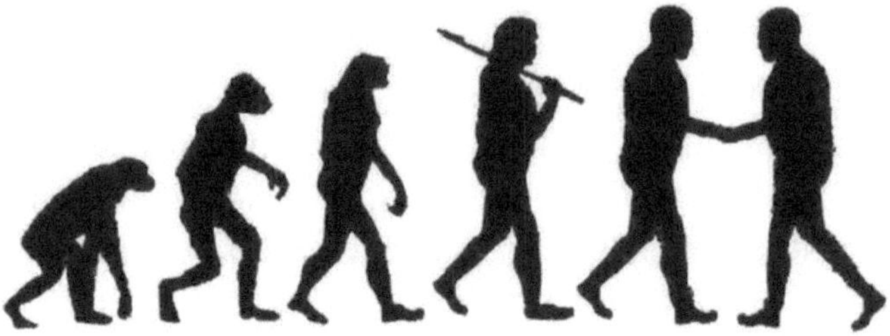

Conflictbemiddeling / Conflictoplossing [i21]

Goed om te weten

Impulsiviteit

Impulsiviteit in de werkomgeving kan zich uiten in moeilijkheden om onderbrekingen in gesprekken te vermijden, impulsieve beslissingen te nemen of ongepaste opmerkingen te maken. Dit kan leiden tot misverstanden en conflicten met collega's.

Psycho-educatie

Psycho-educatie helpt volwassenen met ADHD om hun stoornis beter te begrijpen en copingstrategieën voor het werkleven te ontwikkelen. Ze leren hoe ADHD hun communicatie beïnvloedt en hoe ze effectiever met collega's en leidinggevenden kunnen omgaan.

Strategieën voor conflictoplossing

Verdeling van conflictoplossingsstrategieën gebruikt door volwassenen met ADHD.

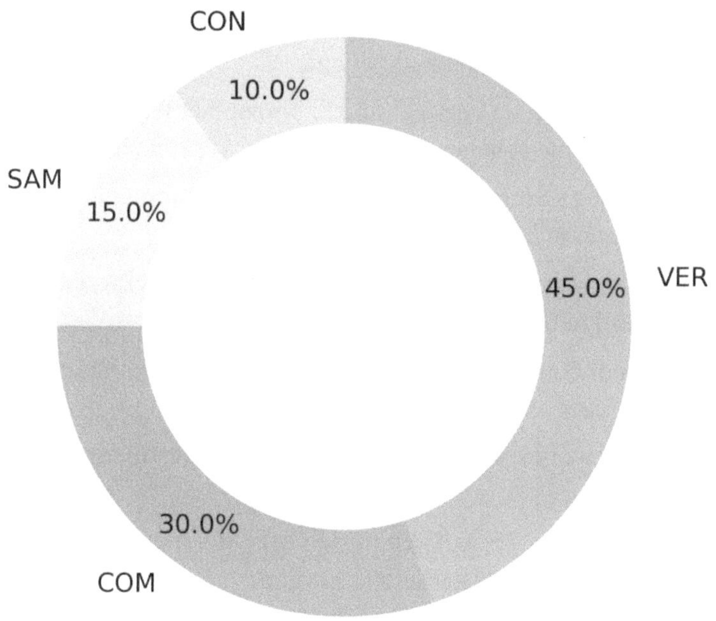

COM: Compromis

SAM: Samenwerking

CON: Concurrentie

VER: Vermijding

Deze grafiek benadrukt de prevalentie van verschillende conflictoplossingsbenaderingen. De dominantie van vermijding suggereert een mogelijke moeilijkheid om conflicten direct aan te pakken. Hoewel compromissen worden gesloten, duiden de lagere percentages van samenwerking en concurrentie op mogelijkheden voor het ontwikkelen van effectievere en assertievere communicatievaardigheden. Focussen op het bouwen van samenwerkingsstrategieën kan leiden tot meer wederzijds voordelige resultaten in conflictsituaties.

Concrete adviezen

- Maak afspraken met uw leidinggevende voor regelmatige, korte feedbackgesprekken om misverstanden vroegtijdig op te helderen.
- Ontwikkel samen met collega's signalen voor de behoefte aan rust of concentratiefasen.
- Gebruik humor om de sfeer in gesprekken te verlichten en de communicatie te vergemakkelijken.
- Formuleer taken en verwachtingen binnen het team schriftelijk om duidelijkheid te scheppen en navragen te verminderen.
- Vraag collega's om directe feedback op uw communicatie om uw gedrag beter te kunnen inschatten.
- Bereid u voor op belangrijke gesprekken met steekwoorden om de rode draad te behouden.
- Visualiseer complexe zaken met schetsen of diagrammen om de communicatie te verbeteren.
- Reflecteer na gesprekken op uw communicatiestijl en noteer verbeterpunten.
- Oefen moeilijke gesprekken in rollenspellen met vertrouwde personen om meer zekerheid te krijgen.
- Ontwikkel een persoonlijk ritueel voor stressbeheersing voor en na uitdagende gesprekken.
- Zie conflicten als een kans voor verdere ontwikkeling en beter begrip binnen het team.
- Gebruik de energie van uw impulsiviteit om nieuwe ideeën en oplossingsrichtingen aan te dragen.
- Concentreer u in gesprekken op de inhoud en vermijd persoonlijke aanvallen.

2. 3 Prestatieoptimalisatie

ADHD beïnvloedt de beroepsprestaties, vooral bij taken die concentratie en organisatie vereisen. Dit gedeelte behandelt praktische strategieën voor prestatieoptimalisatie, van sterktegerichte taakverdeling tot concentratiebevorderende maatregelen en succesvol projectmanagement. Het laat zien hoe typische uitdagingen in het dagelijks werk kunnen worden geminimaliseerd en hoe individuele sterke punten optimaal kunnen worden benut. U leert hoe u door gestructureerde aanpakken, digitale hulpmiddelen en aanpassing van de werkomgeving uw productiviteit kunt verhogen en uw beroepsintegratie succesvol kunt vormgeven. Ontdek uw volledige potentieel en beheers de uitdagingen van het beroepsleven met ADHD.

Prestatieoptimalisatie bij ADHD wordt bereikt door de combinatie van sterktegerichtheid, gestructureerde werkprocessen en individuele aanpassing aan de eigen behoeften met behulp van strategieën en digitale tools.

Sterktegerichte taakverdeling

ADHD bij volwassenen beïnvloedt de prestaties, vooral bij taken die concentratie en organisatie vereisen. Een sterktegerichte taakverdeling helpt om de aanwezige vaardigheden optimaal te benutten en moeilijkheden te minimaliseren. In plaats van te focussen op tekortkomingen, ligt de nadruk op de gebieden waarin men goed is. Dit verhoogt de motivatie en het <u>zelfvertrouwen</u>, wat een positieve invloed heeft op de algehele prestaties. [s34] Door de focus op sterke punten kunnen successen worden behaald, die op hun beurt de motivatie voor verdere taken verhogen. Zo ontstaat een positieve cyclus die de negatieve effecten van ADHD op de prestaties kan verzachten. <u>Digitale tools</u> kunnen de sterktegerichte taakverdeling ondersteunen. Kalender-apps met herinneringsfunctie helpen om afspraken en deadlines in de gaten te houden. Projectmanagementsoftware maakt het mogelijk om complexe taken te structureren in kleinere, beheersbare eenheden. Deze digitale hulpmiddelen kunnen individueel worden aangepast en bieden zo de flexibiliteit die vaak nodig is bij ADHD. Zo kan de eigen werkwijze worden geoptimaliseerd en aangepast aan de individuele sterke punten. [s34] Men kan bijvoorbeeld taken prioriteren die aansluiten bij de eigen vaardigheden en zo de werkdag efficiënter maken. Vergelijkbaar met een vakman die het gereedschap kiest dat het beste bij zijn taak past, kiest men de taken die het beste aansluiten bij de eigen sterke punten.

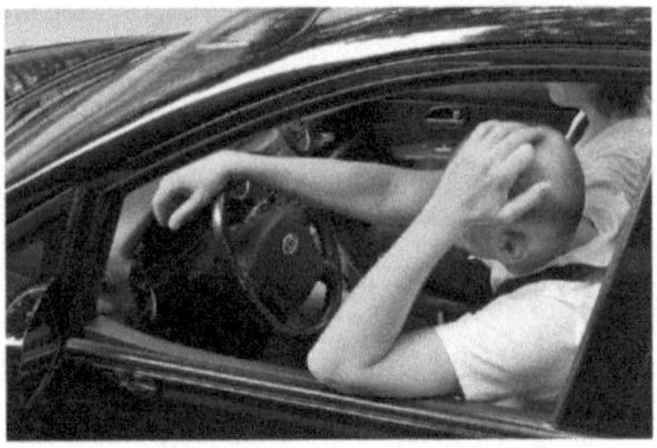

Frustratie [i22]

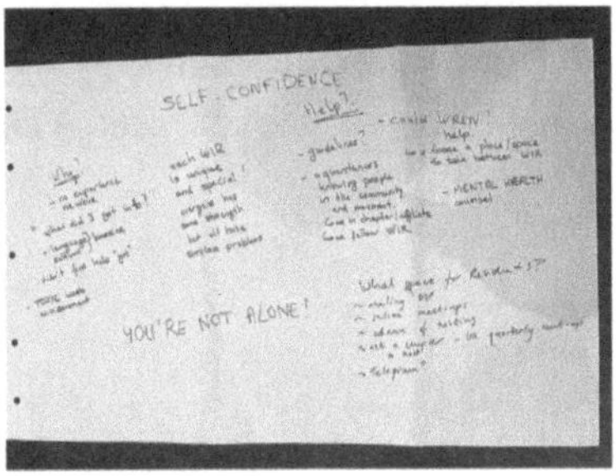

Zelfvertrouwen [i23]

Een zinvolle strategie is de combinatie van sterke en zwakke punten bij de taakverdeling. Men kan bijvoorbeeld taken die hoge concentratie vereisen, in tijdsblokken plannen waarin men bijzonder productief is. Moeilijkere taken kunnen worden gecombineerd met taken die gemakkelijk zijn en plezierig. Zo blijft de motivatie behouden en wordt frustratie vermeden. Het gebruik van digitale interventies, zoals cognitieve trainingsprogramma's, kan gericht de gebieden bevorderen waarin men verbetering ziet en tegelijkertijd de bestaande sterke punten verder ontwikkelen. [s34] De integratie van synchrone en asynchrone communicatie in therapie en coaching kan de individuele aanpassing van de behandeling verder verbeteren en zo de sterke punten nog gerichter bevorderen. Mobiele apps en virtuele realiteit kunnen de motivatie en betrokkenheid verder verhogen door speelse elementen in het therapieproces te integreren. Dit leidt tot een betere taakverdeling en uiteindelijk tot een verhoging van de prestaties. [s34] Door de slimme combinatie van sterke punten, digitale hulpmiddelen en een individuele strategie kan de prestaties ondanks ADHD worden geoptimaliseerd.

Goed om te weten

Cognitieve trainingsprogramma's

Cognitieve trainingsprogramma's zijn speciaal ontwikkelde oefeningen die de aandacht, het geheugen en de executieve functies trainen. Deze programma's kunnen volwassenen met ADHD helpen hun cognitieve vaardigheden te verbeteren en zo hun prestaties te verhogen.

Digitale tools

Digitale tools zoals kalender-apps, projectmanagementsoftware en notitieprogramma's kunnen volwassenen met ADHD helpen hun taken te organiseren, afspraken in de gaten te houden en hun tijd effectief te gebruiken. Deze tools bieden structuur en ondersteunen de zelfregulatie, wat de prestaties positief beïnvloedt.

Virtuele realiteit

Virtuele realiteit kan in therapie en coaching worden gebruikt om realistische scenario's te simuleren en zo sociale vaardigheden of stressmanagementstrategieën te trainen. Voor volwassenen met ADHD kan dit een motiverende en effectieve methode zijn om nieuwe vaardigheden te leren.

Zelfvertrouwen

Een sterk zelfvertrouwen helpt volwassenen met ADHD om uitdagingen aan te gaan en tegenslagen te overwinnen. Successen, hoe klein ook, versterken het zelfvertrouwen en bevorderen de prestaties. Positieve zelfgesprekken en de focus op de eigen sterke punten kunnen het zelfvertrouwen verder vergroten.

Op Sterktes Gebaseerde Taakverdeling

Impact van taaktype op prestatie.

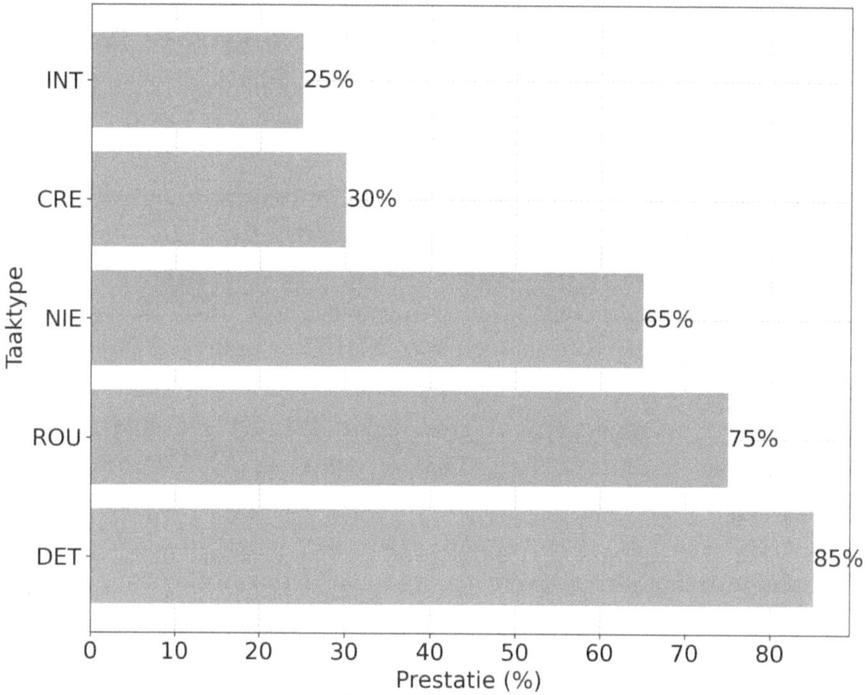

CRE: Creatieve Taken
INT: Taken met Hoge Interesse
ROU: Routinetaken
DET: Detailgerichte Taken
NIE: Nieuwe Taken

Deze grafiek visualiseert de relatieve prestatieniveaus voor verschillende taaktypen. Activiteiten met een hoge interesse vertonen aanzienlijk betere prestaties. Het benutten van deze sterke punten kan leiden tot verhoogde productiviteit en motivatie.

Concentratiebevorderende maatregelen

De concentratie kan worden verbeterd door verschillende strategieën. Naast gevestigde methoden zoals gedragstherapie en cognitieve gedragstechnieken [s35], winnen ook technieken zoals achtsamkeitstraining steeds meer aan belang [s35]. Mindfulness-training bevordert de bewuste waarneming van het huidige moment, zonder oordeel, en kan helpen om de aandacht beter te focussen en afleidingen te verminderen. Aanvullend kunnen cognitieve therapieën, die bij medicamenteus behandelde volwassenen positieve effecten hebben aangetoond, de concentratie verder verbeteren [s36]. Een gestructureerd dagschema, dat vaste tijden voor werk, pauzes en vrijetijdsactiviteiten omvat, kan helpen om de focus te behouden en de concentratie gedurende de dag te stabiliseren. Het belang van voldoende slaap voor de cognitieve prestaties, vooral bij volwassenen met ADHD, wordt onderstreept door recente onderzoeksresultaten [s37]. Studies tonen aan dat verhoogde vermoeidheid overdag gepaard gaat met cognitieve prestatieverlies en correleert met de ernst van de ADHD-symptomen [s37]. Daarom is het optimaliseren van het slaappatroon een belangrijk aspect bij het verbeteren van de concentratie. Dit kan worden bereikt door regelmatige slaaptijden, het creëren van een optimale slaapomgeving en het vermijden van cafeïnehoudende dranken voor het slapengaan. De integratie van een objectief vastgelegd slaapprotocol kan helpen om de individuele slaapkwaliteit te beoordelen en indien nodig aanpassingen te maken [s37]. Naast deze niet-farmacologische benaderingen speelt de farmacologische therapie, vaak in combinatie met vaardighedenontwikkeling en psychotherapie, een belangrijke rol [s35]. Hierbij worden verschillende medicijnen gebruikt, waarvan de dosering en effectiviteit individueel moeten worden aangepast. Neurofeedback, een methode waarbij de hersenactiviteit wordt gemeten en aan de patiënt wordt teruggekoppeld, biedt een veelbelovende therapie voor het verbeteren van de concentratie [s35]. Hoewel verder onderzoek naar de effectiviteit nodig is, wijzen eerste studies op positieve effecten. Door neurofeedback-training leren patiënten hun hersenactiviteit bewust te beïnvloeden en zo hun concentratievermogen te vergroten. De combinatie van verschillende therapiebenaderingen, multimodaal genoemd, kan de behandelresultaten verder verbeteren en omvat naast onderwijs- en gezinsadvies ook individuele ondersteuning [s36]. Een gespecialiseerde onderwijsplanning die ingaat op de individuele moeilijkheden is daarbij essentieel [s36]. Over het geheel genomen is een individueel behandelplan, dat rekening houdt met de verschillende therapieopties en is afgestemd op de specifieke behoeften van de patiënt, de sleutel tot het succesvol verbeteren van de concentratie bij volwassenen met ADHD. Zowel farmacologische als niet-farmacologische maatregelen moeten in overweging worden genomen. De actieve betrokkenheid van de patiënt bij het opstellen van het behandelplan en de voortdurende aanpassing aan de individuele voortgang zijn cruciaal voor het langdurige succes.

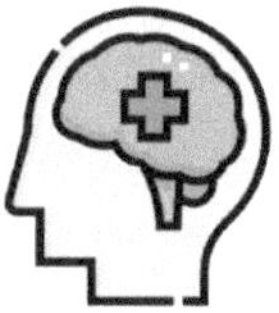

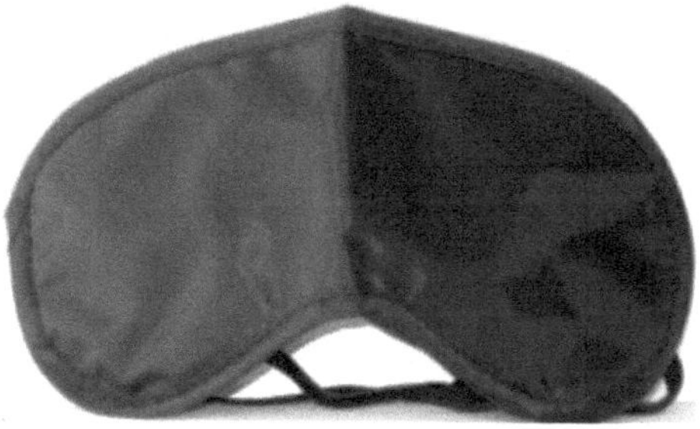

Slaapdagboek [i24]

Goed om te weten

Cognitieve gedragstherapie

Cognitieve gedragstherapie helpt volwassenen met ADHD om negatieve denkpatronen en gedragingen te herkennen en te veranderen die hun concentratie en prestaties beïnvloeden. Door het ontwikkelen van nieuwe strategieën en copingmechanismen kunnen ze hun concentratie verbeteren en hun doelen effectiever bereiken.

Farmacologische therapie

De farmacologische therapie bij ADHD op volwassen leeftijd omvat het innemen van medicijnen die de concentratie en aandacht kunnen verbeteren. De keuze en dosering van de medicijnen gebeurt individueel en in overleg met een arts.

Niet-farmacologische benaderingen

Niet-farmacologische benaderingen ter verbetering van de concentratie bij volwassenen met ADHD omvatten methoden zoals gedragstherapie, mindfulness-training, cognitieve therapieën en het optimaliseren van het slaappatroon. Deze benaderingen zijn gericht op het verbeteren van de concentratie en prestaties zonder het gebruik van medicijnen.

Effectiviteit van concentratieverhogende strategieën

Vergelijking van de effectiviteit van verschillende concentratieverhogende strategieën.

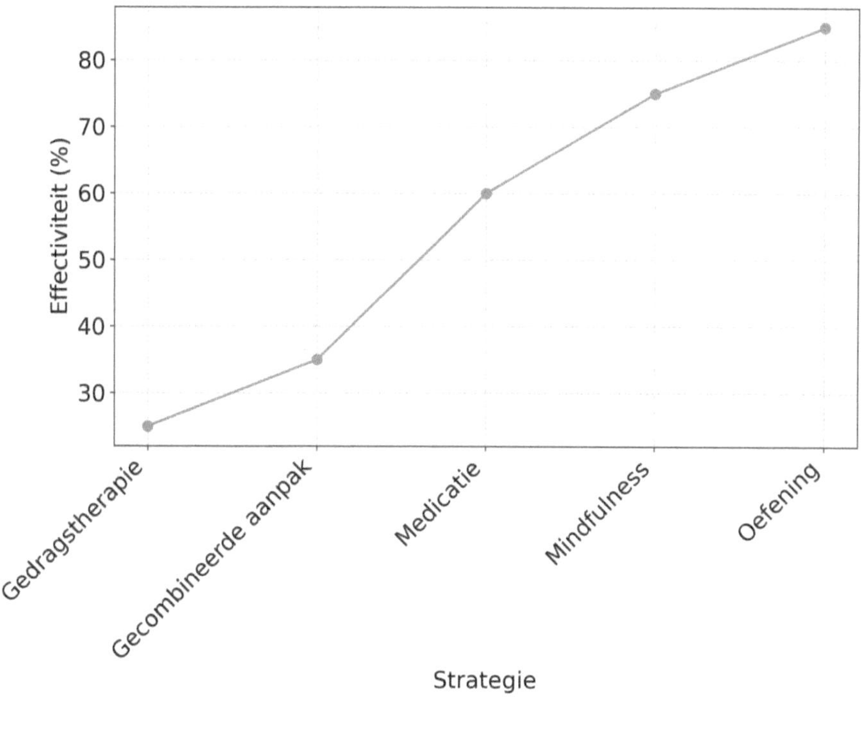

Deze grafiek illustreert de relatieve effectiviteit van verschillende strategieën ter verbetering van de concentratie. Hoewel medicatie en gedragstherapie de grootste impact laten zien, lijkt het combineren van meerdere benaderingen de beste resultaten op te leveren. Aanpassingen in levensstijl, zoals lichaamsbeweging en mindfulness, dragen positief bij, maar zijn minder effectief wanneer ze alleen worden gebruikt. De gegevens suggereren dat een holistische benadering, waarbij meerdere strategieën worden gecombineerd, het meest gunstig is voor het beheersen van aandachtsproblemen.

Succesvol projectmanagement

Projectmanagement biedt mensen met ADHD in het beroepsleven waardevolle structuren. Door grotere projecten op te splitsen in kleinere, beheersbare deelopdrachten ontstaat er een duidelijke handelingskader. Dit vermindert het gevoel van overweldiging en bevordert de concentratie op afzonderlijke werkstappen. Een dergelijke structurering helpt om het overzicht te behouden en prioriteiten te stellen, wat op zijn beurt de motivatie en het gevoel van succes vergroot [s38]. Onder andere kan het gebruik van projectmanagementsoftware of eenvoudige to-do-lijsten de organisatie en planning van projecten vergemakkelijken. Tijdslimieten voor de afzonderlijke deelopdrachten bieden extra houvast en helpen bij het definiëren van realistische doelen. De regelmatige controle van de voortgang en desgewenst de aanpassing van de planning aan de werkelijke situatie waarborgen de flexibiliteit die vaak nodig is bij ADHD. Door de combinatie van duidelijke structuren, realistische doelen en flexibele aanpassing kan de prestaties in projectmanagement ondanks ADHD worden geoptimaliseerd [s38]. Het vestigen van routines en gewoonten, zoals vaste werktijden of regelmatige pauzes, ondersteunt de structurering van de werkdag en draagt bij aan de verbetering van de concentratie en productiviteit. Ook de bewuste inrichting van de werkomgeving, bijvoorbeeld door het verminderen van afleidingen of het gebruik van visuele hulpmiddelen, kan de focus op de aanstaande taken vergemakkelijken. De integratie van deze strategieën in het projectmanagementproces maakt een individuele aanpassing aan de specifieke behoeften van volwassenen met ADHD mogelijk en draagt zo bij aan een duurzame verbetering van de prestaties. Het is belangrijk om de eigen sterke punten te herkennen en in het projectmanagementproces te betrekken. Zo kunnen bijvoorbeeld creatieve taken prioriteit krijgen of complexe taken in kleinere, beheersbare eenheden worden verdeeld om de motivatie en het gevoel van succes te vergroten. De combinatie van gestructureerde werkprocessen met individuele aanpassingen aan de eigen sterke punten en behoeften is de sleutel tot succesvol projectmanagement bij ADHD.

De reflectie op de eigen werkwijze en de continue optimalisatie van het projectmanagementproces zijn daarbij essentieel. Door de eigen voortgang en uitdagingen regelmatig te analyseren en de toegepaste strategieën indien nodig aan te passen, kan men de eigen prestaties continu verbeteren en de negatieve effecten van ADHD op het werkleven minimaliseren. De bewuste inrichting van de werkomgeving, de integratie van routines en het gebruik van digitalen_tools zijn verdere belangrijke bouwstenen voor succesvol projectmanagement.

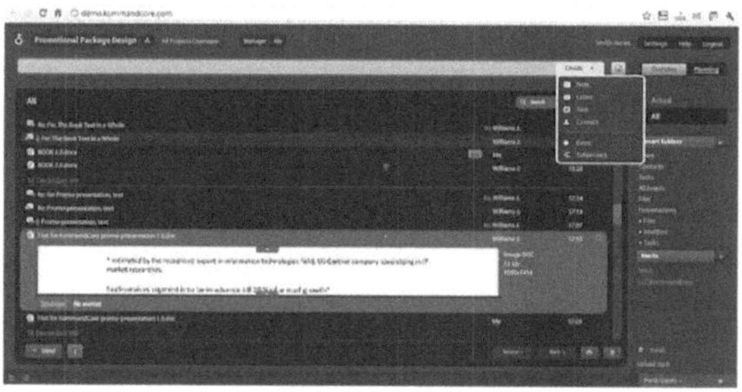

Projectmanagementsoftware [i25]

Goed om te weten

Projectmanagementsoftware

Specifieke software kan de organisatie en planning van projecten, vooral bij ADHD, aanzienlijk vergemakkelijken. Functies zoals taakbeheer, planning en voortgangscontrole bieden structuur en transparantie.

Visuele hulpmiddelen

Visuele hulpmiddelen, zoals diagrammen, mindmaps of kleurcoderingen, kunnen de informatieverwerking en organisatie voor volwassenen met ADHD vergemakkelijken en de concentratie bevorderen.

Verdeling projectfasen voor ADHD-beheer

Tijdsbesteding over de projectfasen van ADHD-beheer.

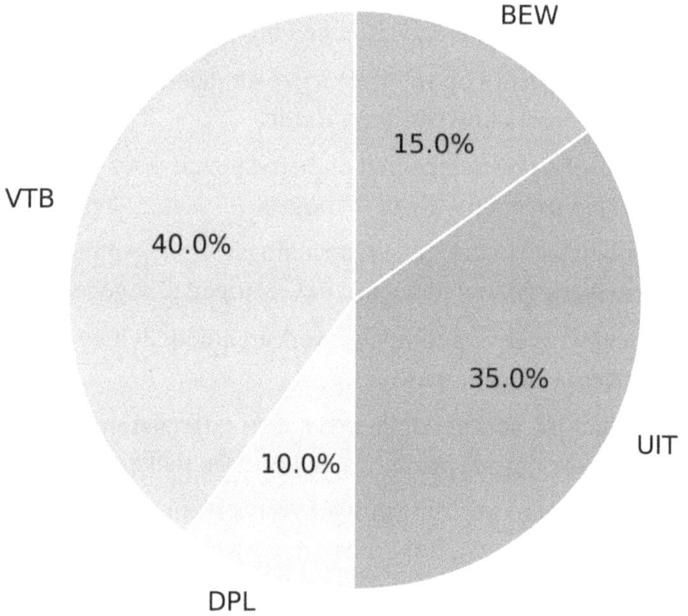

BEW: Beoordeling en Aanpassing
DPL: Doelstelling en Prioritering
UIT: Uitvoering
VTB: Voorbereiding en Planning

Het grootste deel van de tijd is besteed aan planning en voorbereiding, wat het belang van een gestructureerde aanpak voor personen met ADHD benadrukt. Uitvoering neemt een aanzienlijk deel in beslag, wat de noodzaak van efficiënt taakbeheer benadrukt. Hoewel evaluatie en aanpassing en doelstelling en prioritering kleiner zijn, zijn ze cruciaal voor continue verbetering en het afstemmen van acties op de algemene doelstellingen. Deze verdeling suggereert een proactieve en iteratieve aanpak voor het beheren van ADHD in het dagelijks leven.

Concrete adviezen

- ○ Gebruik uw sterke punten als springplank voor nieuwe taken en breid zo uw competentieprofiel uit.
- ○ Visualiseer uw loopbaanpad en definieer etappedoelen die overeenkomen met uw individuele prestaties.
- ○ Bouw een netwerk op van mentoren en collega's die uw sterke punten bevorderen en u ondersteunen bij uitdagingen.
- ○ Reflecteer regelmatig op uw werkwijze en identificeer verbeterpotentieel in uw zelforganisatie.
- ○ Stel realistische prestatiedoelen en beloon uzelf voor behaalde successen om uw motivatie te verhogen.
- ○ Integreer bewuste pauzes en ontspanningstechnieken in uw dagelijkse werk om uw concentratievermogen te regenereren.
- ○ Experimenteer met verschillende werkurenmodellen en vind het ritme dat het beste bij u past.
- ○ Documenteer uw successen en presenteer deze aan uw leidinggevende om uw prestaties zichtbaar te maken.
- ○ Maak gebruik van opleidingsmogelijkheden om uw sterke punten uit te breiden en nieuwe vaardigheden te verwerven.
- ○ Ontwikkel een individuele strategie voor het omgaan met tegenslagen en beschouw deze als leermogelijkheden.
- ○ Communiceer uw behoeften open en eerlijk met uw werkgever om samen optimale arbeidsomstandigheden te creëren.
- ○ Zoek actief naar uitdagingen die u leuk vindt en die uw sterke punten aanspreken.
- ○ Reflecteer op uw professionele waarden en vind een activiteit die aansluit bij uw persoonlijke doelen.

Terugblik - 2. Beroepsintegratie

Een succesvolle beroepsintegratie met ADHD vereist een individuele aanpak die uw sterke punten in overweging neemt en tegelijkertijd strategieën biedt om uw uitdagingen het hoofd te bieden. De eerste stap is het creëren van een werkomgeving die uw concentratie bevordert. Zorg voor een vaste werkplek die vrij is van afleidingen en u in staat stelt om geconcentreerd te werken. Denk na over welke visuele en akoestische prikkels u storen en hoe u deze kunt minimaliseren. Geluidswerende koptelefoons, een opgeruimd bureau en vaste plekken voor uw persoonlijke spullen kunnen hier waardevolle ondersteuning bieden. Ook de ergonomische inrichting van uw werkplek, bijvoorbeeld door een in hoogte verstelbaar bureau of een comfortabele stoel, kan uw concentratie en welzijn positief beïnvloeden. Experimenteer met verschillende inrichtingsmogelijkheden en ontdek welke omgeving het beste bij u past.

Naast de ruimtelijke organisatie speelt de tijdstructurering een cruciale rol. Maak dag- en weekplannen waarin u vaste tijdsblokken reserveert voor specifieke taken. Verdeel grote projecten in kleinere, beheersbare stappen en stel realistische doelen. Gebruik digitale agenda's en takenlijsten om het overzicht te behouden en deadlines niet te missen. Technieken zoals de Pomodoro-methode, waarbij u uw werktijd in intervallen van bijvoorbeeld 25 minuten indeelt, gevolgd door korte pauzes, kunnen u helpen uw concentratie vast te houden en uitputting te voorkomen. Wees flexibel en pas uw tijdsplanning aan uw individuele behoeften en uw dagelijkse vorm aan.

De communicatie met collega's en leidinggevenden kan in het werk dagelijks een uitdaging zijn. Wees niet bang om openhartig over uw ADHD-diagnose te spreken, als u zich daar prettig bij voelt. Leg uw omgeving uit welke impact ADHD heeft op uw manier van werken en welke ondersteuning u nodig heeft om uw sterke punten optimaal in te zetten. Constructieve kritiek is belangrijk voor uw professionele ontwikkeling, maar zorg ervoor dat deze procesgericht is geformuleerd en u concrete aanknopingspunten voor verbetering biedt. Zoek de uitwisseling met collega's en leidinggevenden om misverstanden te voorkomen en samen oplossingen te ontwikkelen. Open communicatie en een begripvolle werkomgeving zijn cruciaal voor een succesvolle integratie.

Het implementeren van deze strategieën kan in het begin moeilijk zijn en vereist geduld en doorzettingsvermogen. Laat u niet ontmoedigen als niet alles meteen lukt. Reflecteer regelmatig op uw voortgang en uitdagingen en pas uw strategieën indien nodig aan. Zoek ondersteuning bij een coach, therapeut of zelfhulpgroep. Met de juiste strategie en de juiste ondersteuning kunt u uw ADHD-gerelateerde uitdagingen overwinnen en uw professionele doelen succesvol bereiken. Focus op uw sterke punten, maak gebruik van de beschikbare middelen en vorm uw beroepsintegratie actief en zelfbepaald. U heeft het potentieel om succesvol te zijn – geloof in uzelf!

3. Therapeutische mogelijkheden

Wat helpt echt bij ADHD op volwassen leeftijd? De zoektocht naar de juiste behandeling lijkt vaak op een reis door verschillende therapieën en methoden. Terwijl sommige mensen vertrouwen op klassieke behandelmethoden, ontdekken anderen aanvullende of alternatieve mogelijkheden. De moderne ADHD-therapie biedt een breed scala aan opties die individueel kunnen worden gecombineerd. In dit hoofdstuk verkennen we samen de belangrijkste bouwstenen van een succesvolle ADHD-behandeling en laten we zien hoe u de voor u optimale therapieweg kunt vinden.

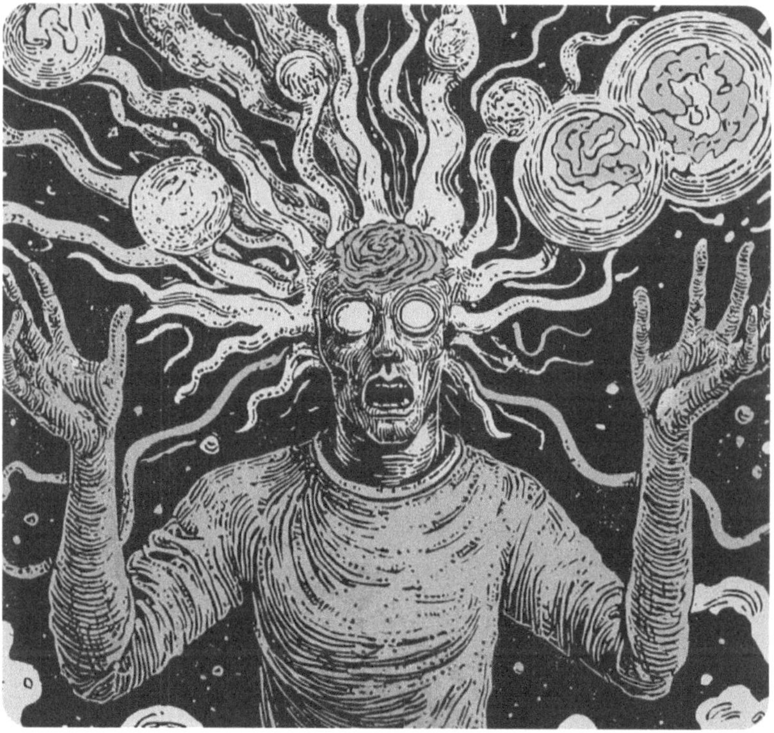

3. 1 Medicamenteuze behandeling

Medicinale behandeling biedt bij ADHD op volwassen leeftijd de kans om concentratie, aandacht en impulscontrole positief te beïnvloeden. Hierbij worden verschillende werkstofgroepen ingezet met elk specifieke werkmechanismen en bijwerkingenprofielen. De juiste keuze en dosering van het medicijn zijn cruciaal voor het therapiesucces en vereisen een zorgvuldige afweging van individuele factoren. Lees verder om meer te leren over de verschillende medicijnen, hun toepassing en het beheer van mogelijke bijwerkingen, zodat u uw levenskwaliteit duurzaam kunt verbeteren.

De succesvolle medicamenteuze behandeling van ADHD vereist een individuele afstemming van medicatie, dosering en innameplan in nauwe samenwerking met de arts en met inachtneming van mogelijke bijwerkingen en hun beheer.

Werkstofgroepen

Bij de medicamenteuze behandeling van ADHD bij volwassenen worden verschillende werkstofgroepen gebruikt. Grofweg kunnen deze worden onderverdeeld in stimulantia en Niet-stimulantia. [s39] Stimulantia verhogen waakzaamheid, aandacht en energie. [s40] Ze werken door de heropname van noradrenaline en dopamine te blokkeren. [s41] Tot de stimulantia behoren onder andere methylfenidaat, amfetamine, dexamfetamine en lisdexamfetamine. [s42] Methylfenidaat is daarbij het meest voorgeschreven medicijn. [s42] Houd er rekening mee dat stimulantia, hoewel ze onder medisch toezicht veilig zijn, een potentieel voor misbruik hebben en tijdens de zwangerschap alleen met bijzondere voorzichtigheid moeten worden gebruikt. [s40] [s43] Mogelijke bijwerkingen van stimulantia zijn slapeloosheid, verminderde eetlust, misselijkheid, verhoogde hartslag, verhoogde bloeddruk, hoofdpijn en gewichtsverlies. [s41] [s43] Deze bijwerkingen zijn dosisafhankelijk en komen dus minder vaak voor bij lagere doseringen. [s41] Als u lijdt aan bepaalde hart- en vaatziekten, psychiatrische aandoeningen of een verslaving, is bijzondere voorzichtigheid geboden bij het innemen van stimulantia. [s43] Niet-stimulantia bieden een alternatief wanneer stimulantia niet verdragen worden of niet voldoende werken. [s41]

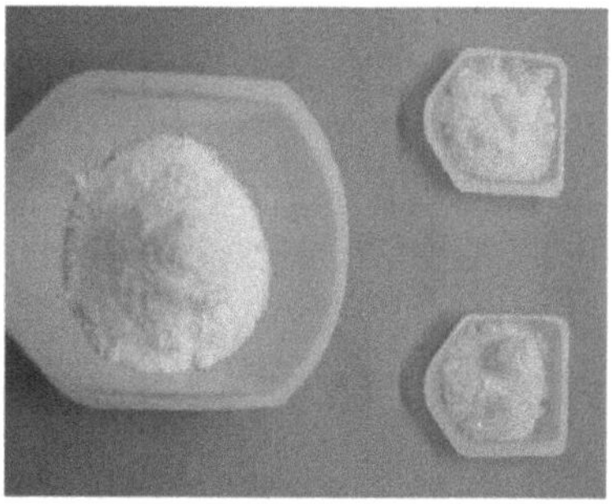

Amfetamine [i26]

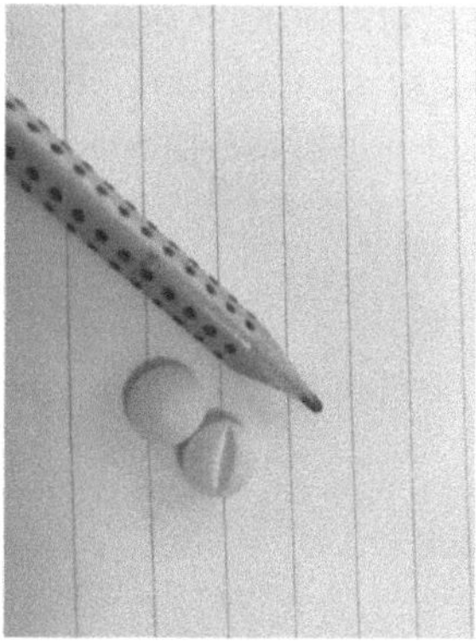

Antidepressiva [i27]

Atomoxetin, bupropion en guanfacine zijn voorbeelden van deze

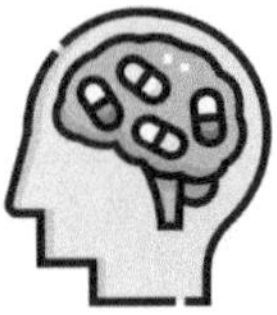

werkstofgroep. [s42] [s39] Atomoxetin remt de presynaptische noradrenaline transporter, maar heeft een langzamere werking dan stimulantia. [s41] Ook bepaalde antidepressiva en alpha-2-adrenerge agonisten kunnen bij ADHD, vooral bij bijkomende aandoeningen, worden ingezet. [s41] Het gelijktijdig innemen van meerdere medicijnen (polyfarmacie) komt vaak voor bij volwassenen met ADHD en neemt toe met de leeftijd. [s42] Patiënten die ADHD-medicijnen gebruiken, krijgen vaak andere medicijnen, vooral voor de luchtwegen, het spijsverteringsstelsel en het hart- en vaatstelsel, maar ook psychofarmaca zoals antipsychotica of medicijnen tegen verslaving. [s42] De keuze van het juiste medicijn en de juiste dosering hangen af van individuele factoren en moeten altijd in overleg met een arts worden gemaakt. Regelmatige medische controle is belangrijk om de effectiviteit van de therapie te controleren en mogelijke bijwerkingen te herkennen en te behandelen.

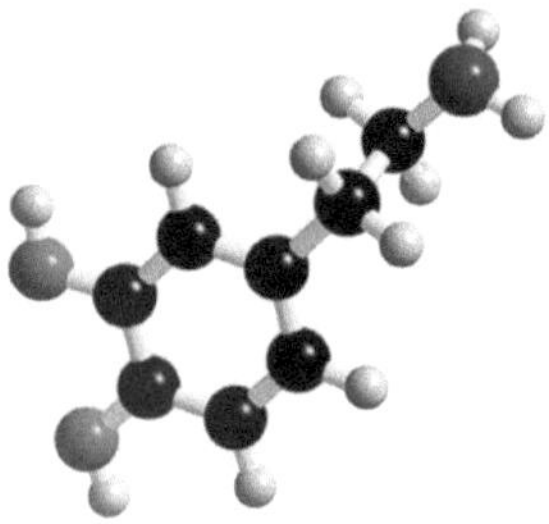

Dopamine [i28]

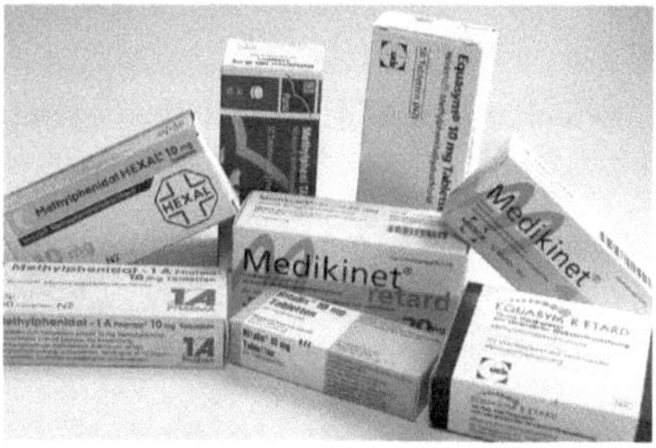

Methylfenidaat [i29]

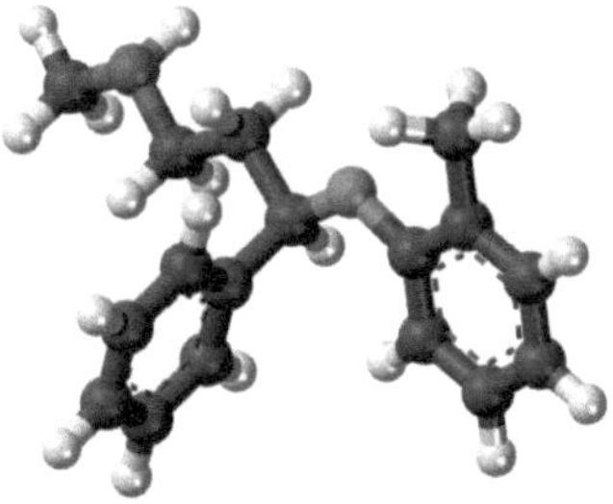

Atomoxetine [i30]

Verdeling ADHD-medicatie

Verdeling van ADHD-medicijnklassen.

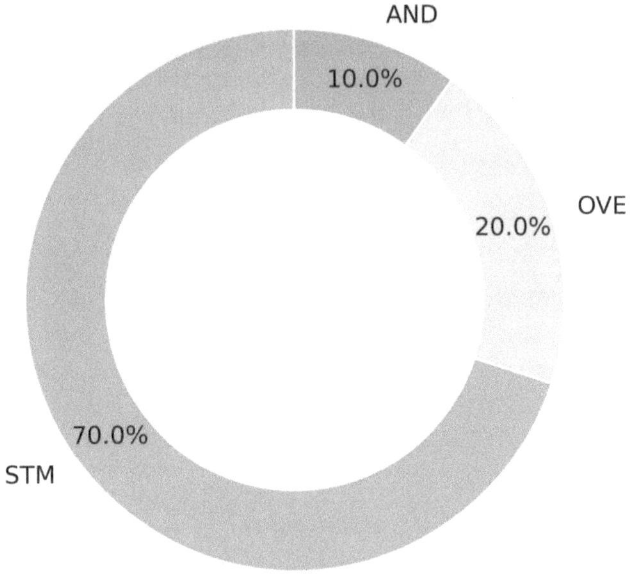

- AND: Andere Medicijnen (bijv. Alfa-2-agonisten, Antidepressiva)
- OVE: Niet-stimulantia (bijv. Atomoxetine, Guanfacine)
- STM: Stimulantia (bijv. Methylfenidaat, Amfetamine)

Stimulantia vertegenwoordigen het grootste deel van de ADHD-medicatie, wat hun veelvuldig gebruik benadrukt. Niet-stimulerende middelen bieden een alternatieve behandelingsoptie voor diegenen die stimulantia niet verdragen of er geen baat bij hebben. Hoewel ze minder vaak worden voorgeschreven, kunnen andere medicijnen zoals alfa-2-agonisten of antidepressiva een rol spelen bij het beheersen van specifieke ADHD-symptomen of co-existente aandoeningen.

Innameschema's

Innameschema's voor ADHD-medicijnen zijn individueel en hangen af van verschillende factoren, zoals het gekozen preparaat, de werkingsduur en de persoonlijke behoeften. Stimulanzien met een korte werkingsduur moeten mogelijk meerdere keren per dag worden ingenomen om een gelijkmatige werking gedurende de dag te waarborgen. Preparaten met een verlengde werkingsduur worden daarentegen vaak slechts eenmaal per dag toegediend, meestal 's ochtends. Dit kan de therapietrouw verbeteren, omdat men niet meerdere keren aan de medicijninname hoeft te denken. Een consequente innameplanning die past bij het eigen dagritme is cruciaal om het therapiesucces te waarborgen. [s44] Zo kan de ochtendinname voor werkenden zinvol zijn om de concentratie tijdens werktijd te bevorderen, terwijl studenten mogelijk profiteren van inname voor leerfases. De ontwikkeling van een dergelijk schema moet in overleg met de arts plaatsvinden en rekening houden met de individuele levensomstandigheden. Gezamenlijk vaststellen van het behandelplan met de arts kan, volgens studies, de bereidheid om de medicatie in te nemen verhogen. [s44] Dit onderstreept het belang van een partnerschap in de arts-patiëntrelatie, waarin therapiedoelen en -strategieën openlijk worden besproken en gezamenlijk worden aangepast. Een dergelijke aanpak kan niet alleen de therapietrouw, maar ook de tevredenheid met de behandeling positief beïnvloeden. [s44] Naast de tijdsplanning speelt ook de wijze van inname een rol. Sommige medicijnen worden met vloeistof ingenomen, andere kunnen worden gekauwd of opgelost. Hierbij moeten de respectieve

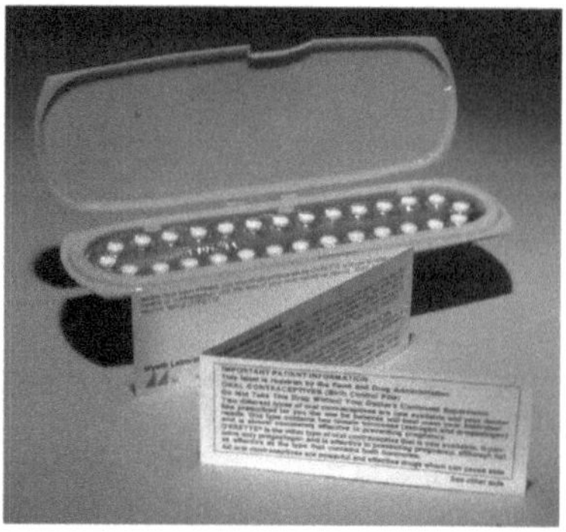

Bijsluiter [i32]

aanwijzingen in de bijsluiter in acht worden genomen. Regelmatige medische controles zijn essentieel om de effectiviteit van het medicijn te controleren en het innameplan indien nodig aan te passen. Zo kunnen ongewenste effecten worden geminimaliseerd en het best mogelijke therapiesucces worden behaald.

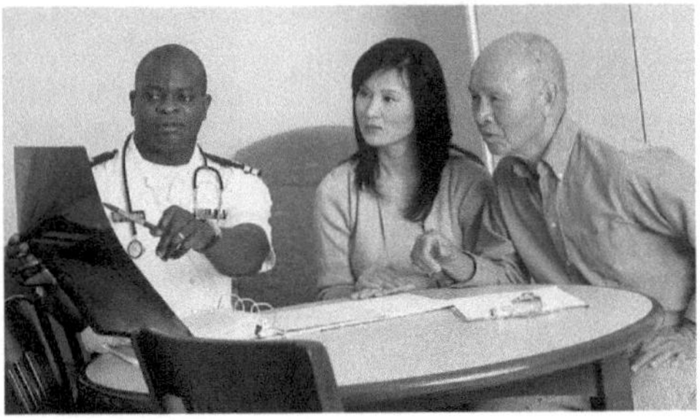

arts-patiëntrelatie [i31]

Goed om te weten

Arts-Patiëntrelatie

De arts-patiëntrelatie beschrijft de interactie en communicatie tussen een arts en zijn patiënt. Een vertrouwensvolle en open arts-patiëntrelatie is belangrijk voor het succes van de ADHD-behandeling. Het stelt de patiënt in staat om zijn zorgen en vragen openlijk te uiten en de arts om de behandeling individueel aan te passen.

Stimulanzien

Stimulanzien zijn een klasse van medicijnen die de activiteit van het centrale zenuwstelsel verhogen. Bij ADHD bij volwassenen kunnen ze helpen de concentratie, aandacht en impulscontrole te verbeteren. Het is belangrijk om de juiste dosering en het innameplan met een arts te bespreken om bijwerkingen te minimaliseren.

Therapietrouw

Therapietrouw, ook bekend als adherentie of compliance, verwijst naar hoe nauwkeurig een patiënt de instructies van de arts voor medicijninname opvolgt. Een goede therapietrouw is belangrijk voor het succes van de ADHD-behandeling. Factoren die de therapietrouw kunnen beïnvloeden, zijn de complexiteit van het innameplan, het optreden van bijwerkingen en de arts-patiëntrelatie.

Medicatieniveau in de tijd

Illustreert de typische concentratie van ADHD-medicatie in de bloedbaan gedurende een dag.

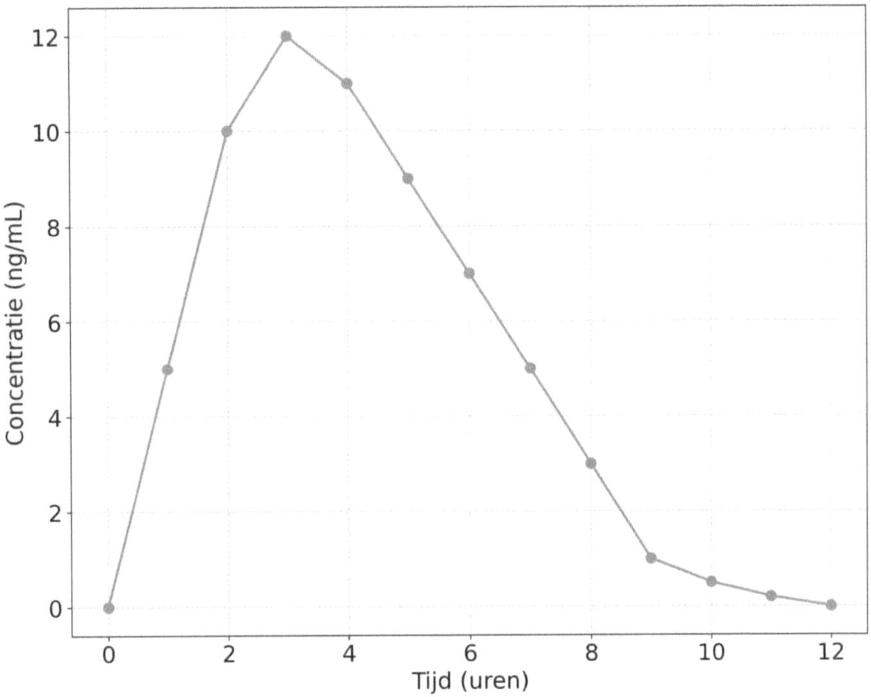

De grafiek toont een snelle toename van de medicatieconcentratie na inname, met een piek gevolgd door een geleidelijke afname. Dit weerspiegelt hoe stimulerende medicatie voor ADHD werkt, door een boost in focus en aandacht te geven die afneemt naarmate de medicatie wordt gemetaboliseerd. De timing en duur van het effect kan variëren afhankelijk van de specifieke medicatie en individuele factoren.

Bijwerkingenmanagement

Bijwerkingen van ADHD-medicijnen komen vaak voor, maar zijn meestal beheersbaar. Het bijwerkingenprofiel verschilt per werkzame stofgroep. Terwijl stimulerende middelen eerder leiden tot een verminderde eetlust, slapeloosheid, hoofdpijn of een verhoogde hartslag [s45] [s46] [s47], kunnen niet-stimulerende middelen spijsverteringsproblemen, vermoeidheid of stemmingswisselingen veroorzaken [s48]. Het is belangrijk dat niet elke patiënt alle of dezelfde bijwerkingen ervaart. De intensiteit van de bijwerkingen is bovendien dosisafhankelijk [s45]. Als er bijwerkingen optreden, is de eerste stap om deze met de behandelend arts te bespreken. Een dosisaanpassing of een wissel van medicijn kan vaak soelaas bieden [s45] [s48]. Bij stimulerende middelen kan bijvoorbeeld een verlaging van de dosis of een wijziging van het innamemoment slapeloosheid tegengaan [s45] [s49]. Als er bij een stimulerend middel bijwerkingen zoals stemmingswisselingen optreden, kan overwogen worden over te stappen naar een ander stimulerend middel of een niet-stimulerend middel [s45]. Ook de combinatie met andere medicijnen kan helpen om specifieke bijwerkingen te behandelen [s49]. Bij aanhoudende of ernstige bijwerkingen mag de behandeling nooit op eigen initiatief

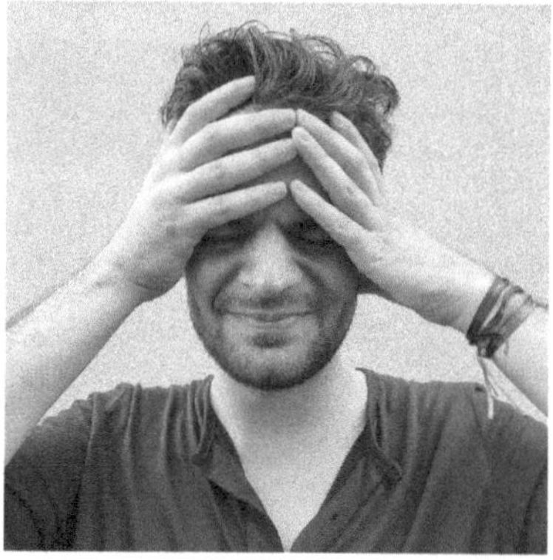

Hoofdpijn [i33]

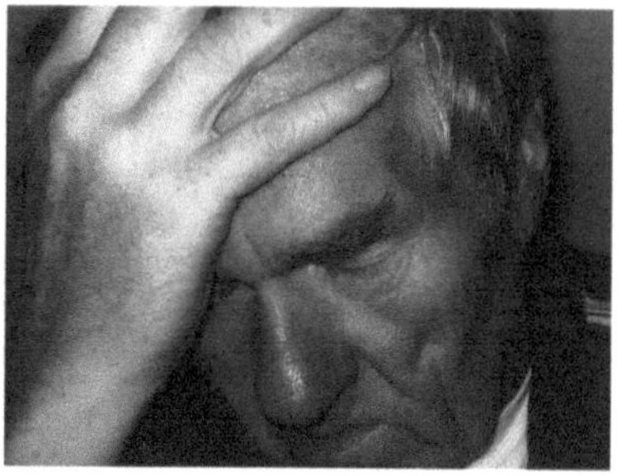

Vermoeidheid [i34]

worden stopgezet [s48]. Een open gesprek met de arts is essentieel om samen een oplossing te vinden die het therapie succes waarborgt en tegelijkertijd het welzijn van de patiënt in acht neemt. Naast de medicamenteuze behandeling kunnen ook niet-medicamenteuze maatregelen zoals psychotherapie, sport en een gezonde voeding bijdragen aan het verlichten van de symptomen van ADHD en het minimaliseren van bijwerkingen. Regelmatige slaap hygiëne, bestaande uit vaste bedtijden en een rustgevend avondritueel, kan helpen om slaapproblemen tegen te gaan die door stimulerende middelen kunnen worden verergerd [s49]. Door verschillende therapiebenaderingen te combineren, kan een individueel behandelplan worden ontwikkeld dat tegemoetkomt aan de behoeften van de patiënt. De nauwe samenwerking tussen arts en patiënt is daarbij cruciaal om de therapie optimaal af te stemmen en de levenskwaliteit te verbeteren. Een continue monitoring van vitale parameters, gedragsveranderingen en mogelijke psychiatrische afwijkingen is ook belangrijk om tijdig te kunnen reageren op ongewenste geneesmiddeleneffecten [s50].

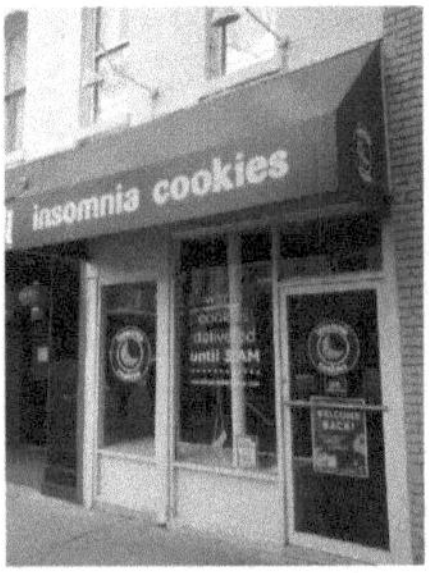

Slapeloosheid [i35]

Goed om te weten

Bijwerkingenprofiel

De totaliteit van mogelijke bijwerkingen van een medicijn, inclusief hun frequentie en ernst. Het bijwerkingenprofiel is een belangrijke factor bij de keuze van het geschikte medicijn voor ADHD.

Geneesmiddeleneffecten

De effecten van een medicijn op het lichaam, zowel de gewenste therapeutische effecten als de ongewenste bijwerkingen. Bij ADHD-medicijnen is het belangrijk om de geneesmiddeleneffecten zorgvuldig te monitoren om de behandeling optimaal aan te passen.

Psychiatrische afwijkingen

Gedragingen of symptomen die op een psychische aandoening kunnen wijzen. Bij de behandeling van ADHD is het belangrijk om op mogelijke psychiatrische afwijkingen te letten, omdat deze de therapie kunnen beïnvloeden.

Bijwerkingen van ADHD-medicatie bij volwassenen

Frequentie van veelvoorkomende bijwerkingen

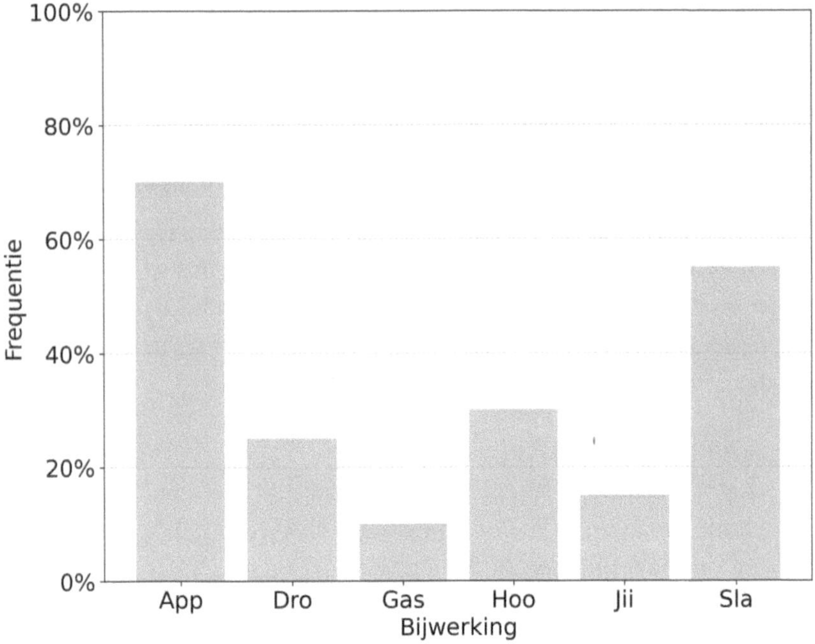

App: Verminderde eetlust

Dro: Droge mond

Gas: Maag-darmklachten

Hoo: Hoofdpijn

Jii: Nervositeit

Sla: Slaapstoornissen

Deze grafiek illustreert de relatieve frequentie van veelvoorkomende bijwerkingen die gepaard gaan met ADHD-medicatie bij volwassenen. Verminderde eetlust lijkt de meest voorkomende bijwerking te zijn, gevolgd door slaapstoornissen. Hoewel minder vaak voorkomend, ervaren toch een aanzienlijk deel van de patiënten hoofdpijn en een droge mond. De lagere incidentie van nervositeit en maag-darmklachten suggereert dat deze bijwerkingen voor de meeste mensen die ADHD-medicatie gebruiken minder problematisch zijn. Het is belangrijk om te onthouden dat individuele ervaringen kunnen variëren en patiënten moeten hun zorgverlener raadplegen om eventuele zorgen te bespreken.

Concrete adviezen

- Documenteer uw medicijninname, inclusief tijdstip, dosis en waargenomen effect, om patronen te herkennen.
- Stel een persoonlijke lijst van bijwerkingen op en evalueer deze regelmatig op intensiteit en impact.
- Bespreek met uw arts de mogelijkheid van een medicijnwissel binnen dezelfde werkzame stofgroep, indien bijwerkingen aanhouden.
- Overweeg, naast de medicamenteuze therapie, kruidenpreparaten zoals Sint-Janskruid of valeriaan te gebruiken, na overleg met uw arts.
- Integreer mindfulness-oefeningen in uw dagelijks leven om uw lichaamsbewustzijn te trainen en vroegtijdig op bijwerkingen te reageren.
- Reflecteer op hoe de medicijninname uw slaapkwaliteit beïnvloedt en pas indien nodig uw slaapgewoonten aan.
- Experimenteer met verschillende inname-tijden van uw medicijn, in overleg met uw arts, om de optimale effectiviteit voor uw dagritme te vinden.
- Houd een voedingsdagboek bij om mogelijke interacties tussen medicijnen en voedsel te identificeren.
- Deel uw ervaringen met andere betrokkenen over de medicamenteuze behandeling om nieuwe perspectieven te verkrijgen.
- Ontwikkel samen met uw arts een noodplan voor het omgaan met ernstige bijwerkingen.
- Controleer regelmatig uw vitale parameters, zoals bloeddruk en pols, om mogelijke effecten van de medicijnen te observeren.
- Reflecteer op uw houding ten opzichte van de medicamenteuze behandeling en bespreek angsten en bezwaren openhartig met uw arts.

- Gebruik de medicamenteuze behandeling als een kans om uw middelen te versterken en uw kwaliteit van leven te verbeteren.

3. 2 Gedragstherapeutische benaderingen

Gedragstherapeutische benaderingen, met name cognitieve gedragstherapie (CGT), bieden effectieve strategieën om de uitdagingen die ADHD met zich meebrengt in het dagelijks leven en op het werk aan te pakken. Ze helpen om ongunstige gedrags- en denkpatronen te herkennen en deze te vervangen door nieuwe, doelgerichte strategieën. Problemen zoals impulsiviteit, concentratieproblemen en emotionele dysregulatie worden gericht aangepakt. CGT biedt praktijkgerichte methoden voor het structureren van de dagelijkse routine, het omgaan met afleidingen en het verbeteren van zelfregulatie. Door de combinatie van psycho-educatie, gedragsmodificatie en cognitieve herstructurering worden duurzame veranderingen mogelijk gemaakt. Ontdek in dit hoofdstuk hoe u met behulp van gedragstherapeutische technieken uw ADHD-symptomen effectief kunt beheersen en uw levenskwaliteit kunt verbeteren.

De gestructureerde, modulaire opbouw van de CGT, met duidelijke sessieprocedures en vastgestelde modules zoals psycho-educatie, organisatie-strategieën en cognitieve herstructurering, biedt mensen met ADHD een stabiele basis en een begrijpelijk therapietraject om nieuwe gedragingen te leren en duurzaam te integreren.

Structuuropbouw

Structuuropbouw is een belangrijk aspect bij de behandeling van ADHD bij volwassenen. Gestructureerde, op vaardigheden gebaseerde psychosociale interventies, zoals cognitieve gedragstherapie (CGT), bieden een geschikte basis om de moeilijkheden van volwassenen met ADHD aan te pakken [s51]. CGT is een gestructureerde, didactische en doelgerichte therapievorm die gericht is op het veranderen van denk- en gedrags patronen [s52]. De structuur van de CGT-sessies biedt continuïteit en transparantie: een korte uitwisseling over de huidige stemming en een verbinding met de vorige sessie creëren een kader. Samen wordt de agenda vastgesteld en worden huiswerkopdrachten besproken voordat specifieke problemen worden behandeld. Tot slot worden nieuwe taken afgesproken en wordt de sessie samengevat [s52]. Deze duidelijke structuur van elke sessie helpt om de focus te behouden en het verloop van de therapie inzichtelijk te maken. CGT-programma's voor volwassenen met ADHD omvatten doorgaans 8 tot 12 sessies, die individueel of in groepen kunnen plaatsvinden [s53]. De therapie is gericht op gedragsverandering, controle van de kernsymptomen van ADHD en het verbeteren van de emotionele regulatie en het zelfvertrouwen [s53]. Een gestructureerde, modulaire opbouw is kenmerkend voor CGT-programma's bij ADHD [s54]. Na een initiële psychoedukation volgen modules over organisatie en planning, afleidingsmanagement, impulscontrole en cognitieve herstructurering [s53] [s54]. In de eerste module – psycho-educatie en organisatie/planning – leren de patiënten om een kalender en een to-do-lijst bij te houden, die als basis dienen voor verdere vaardigheden [s54]. Een voorbeeld hiervan is het vaststellen van een vast tijdsvenster in de avond om de volgende dag te plannen en alle afspraken en taken in de kalender in te voeren. Het afleidingsmanagement-module traint de waarneming van omgevingsfactoren en biedt technieken om de constante taakwisseling te minimaliseren [s54]. De cognitieve herstructurering helpt om problematische gedachten te herkennen en deze te vervangen door realistischere, nuttigere denkpatronen [s54].

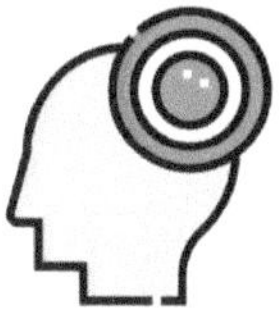

Daarnaast kunnen modules over uitstelgedrag of de betrokkenheid van partners worden aangeboden [s54]. De laatste sessie is gericht op terugvalpreventie, waarbij alle geleerde strategieën worden herhaald en een plan voor toekomstige toepassing wordt opgesteld [s54]. Compensatoire gedrags- en cognitieve technieken zijn bedoeld om de ADHD-symptomen te verlichten en negatieve denkpatronen te veranderen [s53]. De behandeling van ADHD bij volwassenen vereist dus een multidimensionale aanpak die naast medicatie ook gestructureerde psychosociale interventies zoals CGT omvat [s51]. Toekomstige studies zouden de effectiviteit van deze interventies, met name bij niet-gemediceerde volwassenen, evenals de factoren die het therapiesucces beïnvloeden, nader moeten onderzoeken [s51].

Goed om te weten

Cognitieve herstructurering

Een techniek die in de CGT wordt gebruikt om negatieve en onrealistische denkpatronen te identificeren en deze te vervangen door positieve, realistische gedachten. Dit kan helpen om het zelfvertrouwen te verbeteren en angsten in verband met ADHD te verminderen.

Interventie

Verwijst naar gerichte maatregelen of behandelingen die gericht zijn op het verlichten van de symptomen van ADHD en het verbeteren van de functionaliteit in het dagelijks leven. Interventies kunnen zowel gedragstherapeutische als medicamenteuze maatregelen omvatten.

Modulair

Betekent dat de therapie is onderverdeeld in afzonderlijke bouwstenen, zogenaamde modules, die gericht zijn op specifieke vaardigheden of probleemgebieden. Dit maakt een flexibele en individuele aanpassing van de therapie aan de behoeften van de persoon met ADHD mogelijk.

Effectiviteit van structureringsmethoden

Effectiviteit van ADHD-structureringsmethoden.

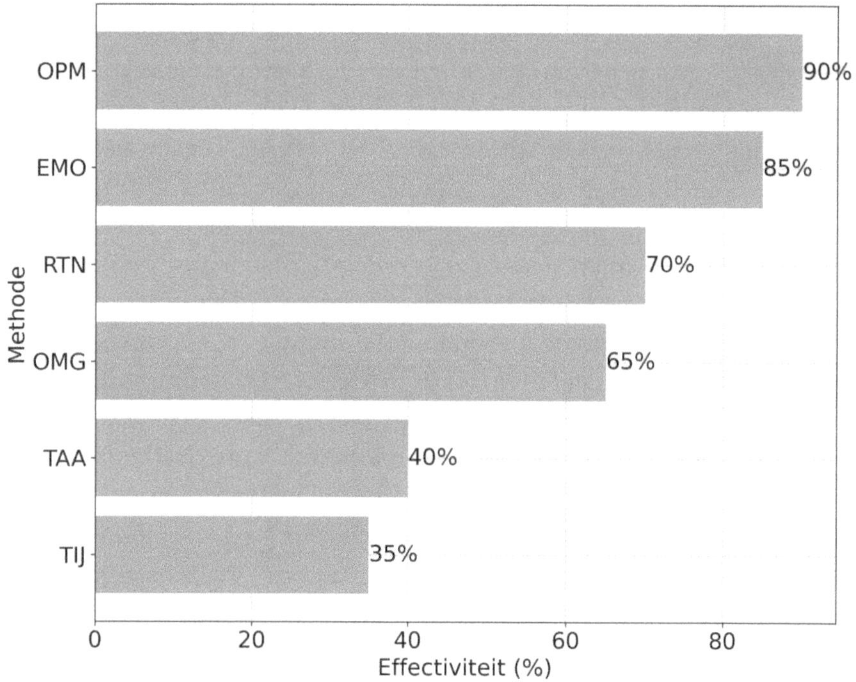

EMO: Emotieregulatie

OPM: Opmerkzaamheid

TAA: Taakverdeling

OMG: Omgevingsstructurering

RTN: Routinevorming

TIJ: Tijdsbeheer

De grafiek geeft visueel de effectiviteit weer van verschillende structureringstechnieken voor volwassenen met ADHD. Tijdsbeheer en taakverdeling laten de grootste impact zien, wat suggereert dat ze een cruciale rol spelen bij het beheersen van ADHD-symptomen. Omgevingsstructurering en routinevorming dragen ook aanzienlijk bij, wat de voordelen aangeeft van een georganiseerde omgeving en consistente dagelijkse schema's. Hoewel nuttig, laten emotieregulatie en opmerkzaamheidsoefeningen een relatief lagere impact zien, wat het belang benadrukt van het eerst focussen op de belangrijkste organisatorische vaardigheden.

Gedragsmodificatie

Gedragsmodificatie vormt een belangrijke bouwsteen in de behandeling van ADHD bij volwassenen en is gericht op het minimaliseren van problematische gedragingen en het vestigen van bevorderlijke gedragingen [s55]. De focus ligt op de aanpassing van gedragsgevolgen. Door middel van positieve versterking, zoals lof of beloningen, worden gewenste gedragingen versterkt. Tegelijkertijd wordt geprobeerd ongewenste gedragingen te verminderen door negatieve gevolgen, zoals het intrekken van privileges. Het is cruciaal dat de gevolgen onmiddellijk volgen op het gedrag om een duidelijke relatie te creëren. De effectiviteit van gedragsmodificatie komt vooral tot uiting in combinatie met medicamenteuze behandeling [s56]. Deze benadering maakt een uitgebreide symptoombestrijding mogelijk en richt zich zowel op de neurobiologische als de gedragsmatige aspecten van ADHD. Cognitieve gedragstherapie (CGT) heeft zich als bijzonder veelbelovend bewezen [s57]. Het richt zich op de identificatie en verandering van disfunctionele denkpatronen, die vaak leiden tot uitstelgedrag en vermijdingsgedrag. Door het doelgericht oefenen van nieuwe gedragsstrategieën en hun herhaalde toepassing worden compensatoire vaardigheden versterkt, die de betrokkenen helpen de vicieuze cirkel van falen en prestatieproblemen te doorbreken [s57]. In tegenstelling tot breed opgezette benaderingen die veel onderwerpen oppervlakkig behandelen, richt effectieve CGT zich op enkele specifieke gebieden en verdiept deze intensief [s57]. Zo kunnen patiënten duurzame strategieën ontwikkelen om hun ADHD-symptomen te beheersen en hun kwaliteit van leven te verbeteren. Hoewel studies positieve resultaten laten zien met betrekking tot de vermindering van ADHD-symptomen door CGT [s58] [s56], is verder onderzoek nodig om de effectiviteit van afzonderlijke therapievormen, zoals gedragstherapie of mindfulness, beter te belichten [s59]. In het bijzonder de effectiviteit bij patiënten zonder

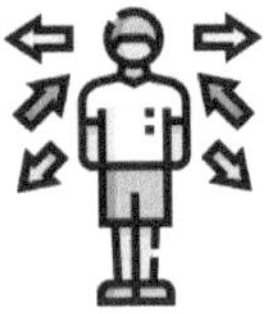

medicamenteuze behandeling vereist verder onderzoek [s55]. Een man die voortdurend zijn sleutels verliest, zou bijvoorbeeld een vaste plek voor de sleutelbos in de buurt van de voordeur kunnen inrichten. Elke keer dat hij de sleutel daar neerlegt, beloont hij zichzelf innerlijk met een positieve gedachte, zoals "Goed gedaan! Je hebt de sleutel op zijn plek gelegd." Verliest hij de sleutel toch, vermijdt hij zelfverwijten en concentreert hij zich op het terugvinden van de sleutelbos met behulp van een vastgestelde zoekstrategie. Door deze consequente aanpak wordt het gewenste gedrag versterkt en neemt de frustratie over verloren sleutels af.

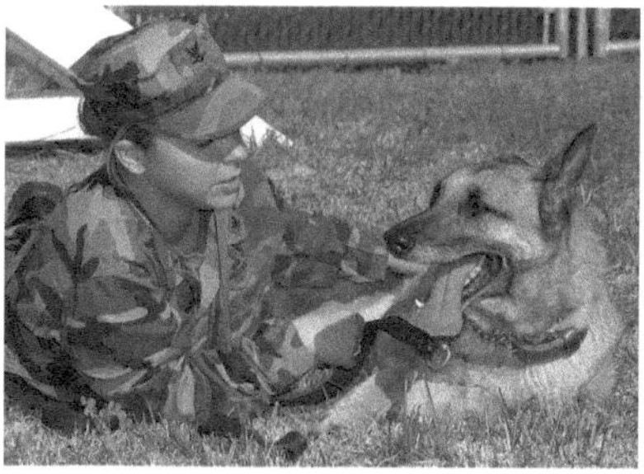

Positieve bekrachtiging [i36]

Goed om te weten

Compensatoire vaardigheden

Compensatoire vaardigheden zijn strategieën en technieken die mensen met ADHD ontwikkelen om de uitdagingen van hun symptomen in het dagelijks leven aan te pakken. Deze vaardigheden kunnen door gedragstherapie gericht worden getraind en verbeterd om de functionaliteit en kwaliteit van leven te verhogen.

Disfunctionele denkpatronen

Disfunctionele denkpatronen bij ADHD kunnen leiden tot zelfbeschadigende gedragingen zoals uitstelgedrag of vermijding. In de CGT worden deze denkpatronen geïdentificeerd en vervangen door realistischere en nuttigere gedachten om positieve gedragsveranderingen mogelijk te maken.

Gedragsmodificatie

In de context van ADHD bij volwassenen beschrijft gedragsmodificatie de systematische toepassing van leerprincipes om gedragingen te veranderen die de uitdagingen in het dagelijks leven verergeren. Door positieve versterking (beloningen voor gewenst gedrag) en negatieve gevolgen (intrekking van privileges bij ongewenst gedrag) worden nieuwe gedragspatronen aangeleerd en gefestigd, die bijdragen aan een betere dagelijkse omgang.

Gedragsinterventies voor ADHD bij volwassenen

Effectiviteit, frequentie en intensiteit van gedragsinterventies voor ADHD bij volwassenen.

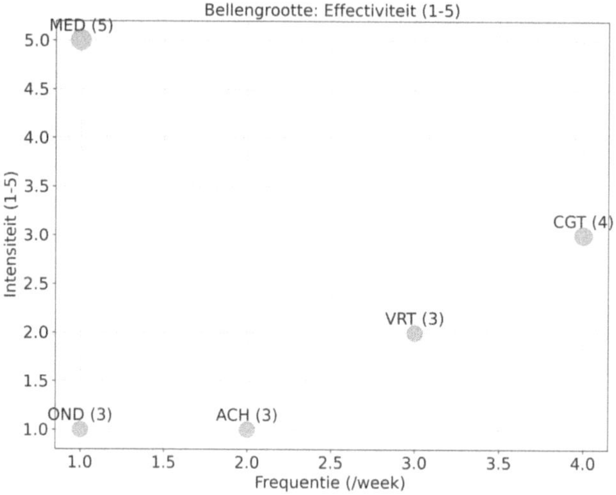

Blasengröße: Effectiviteit ((1-5))

ACH: Aandacht & Concentratie

CGT: Cognitieve Gedragstherapie

MED: Medicatiebeheer

OND: Ondersteuningsgroepen

VRT: Vaardigheidstraining

Cognitieve gedragstherapie (CGT) toont een balans tussen hoge frequentie en gematigde intensiteit, wat suggereert dat het regelmatig gebruikt kan worden met beheersbare inspanning. Hoewel mindfulness-oefeningen een lagere intensiteit en frequentie hebben, kan hun matige effectiviteit erop wijzen dat ze gunstig zijn als aanvullende interventie. Medicatiebeheer, hoewel minder frequent, vertoont een hoge intensiteit en een hoge effectiviteit, mogelijk als gevolg van de krachtige maar veeleisende aard van farmacologische behandelingen. Vaardigheidstraining is veelbelovend met matige effectiviteit en frequentie, wat suggereert dat het kan worden opgenomen in de dagelijkse routine. Ondersteuningsgroepen, ondanks de lage frequentie en intensiteit, vertonen een matige effectiviteit, wat hun potentieel als een ondersteunende maatregel met weinig inspanning benadrukt.

Stressmanagement

Stressmanagement vormt een centraal aspect in de behandeling van ADHD, aangezien stress de symptomen vaak verergert. Cognitieve gedragstherapie (CGT) biedt strategieën voor stressmanagement door ongunstige, op veiligheid gerichte gedragingen die zelfcorrectie van foutieve denkpatronen verhinderen, af te bouwen [s60]. In plaats van bijvoorbeeld examensituaties te vermijden uit angst voor falen, moedigt CGT aan om deze situaties gecontroleerd onder ogen te zien en zo de ervaring op te doen dat de gevreesde gevolgen niet optreden of in ieder geval beheersbaar zijn. Door deze confrontatie met stressoren kunnen betrokkenen leren hun vaardigheden realistischer in te schatten en hun zelfvertrouwen te versterken. CGT bevordert bovendien een evenwichtig denken om de capaciteit voor stressmanagement te verbeteren [s60]. In plaats van alleen de negatieve aspecten van een situatie te focussen – zoals de hoge werkdruk – richt CGT ook de aandacht op positieve aspecten, zoals de succesvol afgeronde projecten of de ondersteuning van collega's. Deze perspectiefwisseling kan helpen om stresssituaties kalmer te benaderen. Naast de klassieke CGT bieden nieuwe therapieën, zoals de Acceptatie- en Commitmenttherapie (ACT) en de mindfulness-gebaseerde cognitieve therapie (MBCT), verdere

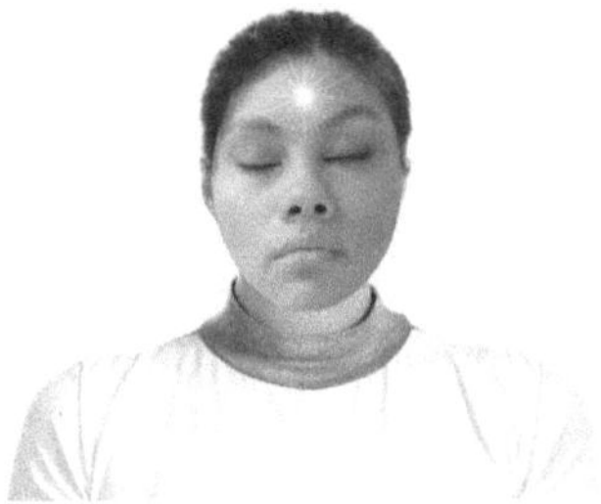

Meditatie [i37]

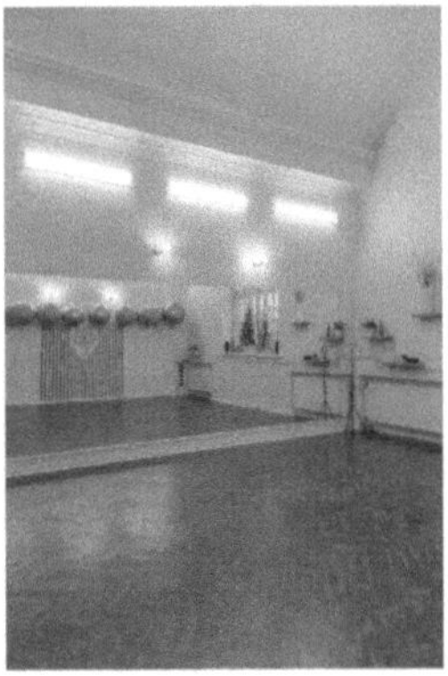

Yoga [i38]

mogelijkheden voor stressreductie [s60]. ACT ondersteunt de acceptatie van onaangename gedachten en gevoelens, zonder zich door hen te laten overweldigen. MBCT traint de mindfulness om de waarneming van het huidige moment te verbeteren en zo impulsieve reacties op stress te verminderen. Ter aanvulling op deze therapieën kunnen mind-body-praktijken zoals meditatie en yoga positieve effecten hebben op de aandacht en de emotionele regulatie [s61]. Regelmatige meditatie, zelfs korte sessies van 5-10 minuten per dag, kan helpen om innerlijke rust te vinden en stressreacties te dempen.

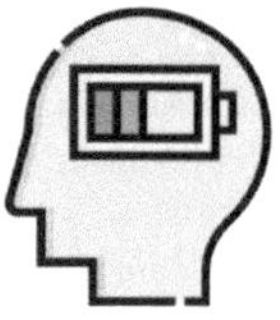

Evenzo kunnen positieve effecten worden bereikt door yoga, dat lichaam en geest in harmonie brengt en zo de stressbestendigheid verhoogt. Ook het gebruik van online CGT-programma's of zelfhulp-apps kan bijdragen aan stressmanagement, maar dit moet altijd in overleg met een therapeut gebeuren [s60]. Deze digitale tools bieden weliswaar flexibele en laagdrempelige ondersteuning, maar vervangen niet de individuele begeleiding door een ervaren therapeut. Een gestructureerde dagelijkse routine met vaste tijden voor werk, vrije tijd en ontspanning kan ook helpen om stress te verminderen en de ADHD-symptomen beter te beheren. Te vergelijken met een goed georganiseerde gereedschapskist, waarin elk gereedschap zijn vaste plek heeft, vergemakkelijkt een gestructureerde dagelijkse routine de oriëntatie en vermindert het gevoel van overweldiging.

Mind-Body-praktijken

Mind-Body-praktijken zoals meditatie en yoga bevorderen de verbinding tussen lichaam en geest en kunnen volwassenen met ADHD helpen om stress te verminderen, hun aandacht te verbeteren en hun emotionele regulatie te versterken. Deze praktijken bieden een holistische benadering van stressmanagement en kunnen de levenskwaliteit van mensen met ADHD verbeteren.

Online CGT-programma's

Online CGT-programma's bieden volwassenen met ADHD een flexibele en gemakkelijk toegankelijke manier om gedragstherapeutische strategieën voor stressmanagement en symptoomreductie te leren. Deze programma's kunnen een waardevolle aanvulling zijn op de traditionele therapie en de betrokkenen helpen hun ADHD-symptomen in het dagelijks leven beter te beheren.

Zelfhulp-apps

Zelfhulp-apps bieden volwassenen met ADHD praktische tools en strategieën voor stressmanagement, verbeterde organisatie en emotionele regulatie. Deze apps kunnen de betrokkenen helpen hun ADHD-symptomen in het dagelijks leven beter te beheersen en hun levenskwaliteit te verhogen.

Stressmanagement Technieken

Verdeling van CBT stressmanagement technieken voor volwassenen met ADHD.

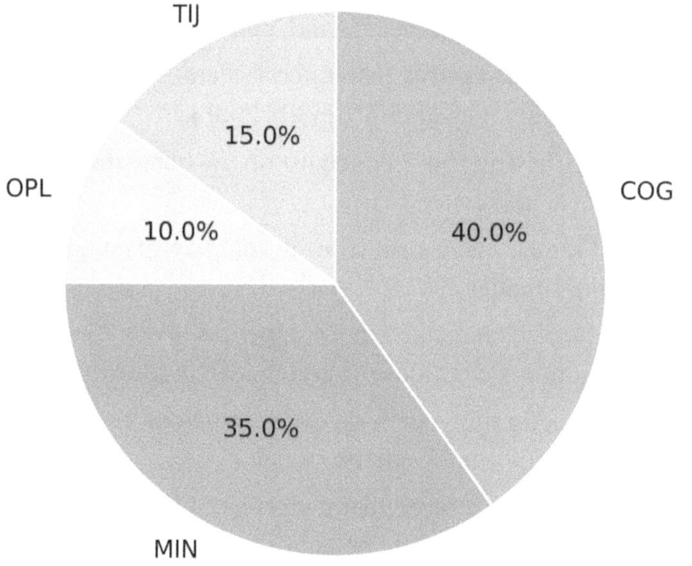

COG: Cognitieve Herstructurering

MIN: Mindfulness- en Ontspanningstechnieken

OPL: Oplossingsvaardigheden

TIJ: Tijdsmanagement Vaardigheden

Het grootste deel van de grafiek is gewijd aan Cognitieve Herstructurering, wat de centrale rol ervan in het beheersen van stress gerelateerd aan ADHD aangeeft. Mindfulness- en Ontspannungstechnieken vertegenwoordigen ook een aanzienlijk deel, wat het belang benadrukt van het aanpakken van zowel cognitieve als fysiologische aspecten van stress. Hoewel Tijdsmanagement en Oplossingsvaardigheden een kleiner percentage hebben, zijn ze nog steeds cruciale componenten van een uitgebreide stressmanagementbenadering, die de organisatorische en praktische uitdagingen aanpakt waarmee volwassenen met ADHD vaak worden geconfronteerd. Deze verdeling suggereert een evenwichtige aanpak die zich richt op het wijzigen van denkpatronen, het bevorderen van ontspanning en het ontwikkelen van praktische copingvaardigheden.

Concrete adviezen

- Verander uw innerlijke taal: Vervang negatieve zelfgesprekken door positieve, ondersteunende formuleringen.
- Gebruik de techniek van de "innerlijke waarnemer": Bekijk uw gedachten en gevoelens met afstand, zonder ze te beoordelen.
- Ontwikkel een persoonlijk beloningssysteem: Versterk gewenst gedrag door kleine, maar effectieve beloningen.
- Train uw zelfbewustzijn: Let bewust op uw lichaamssignalen en leer uw grenzen te herkennen.
- Oefen zelfcompassie: Behandel uzelf met begrip en acceptatie, ook in moeilijke situaties.
- Integreer speelse elementen in uw dagelijks leven: Gebruik spellen en puzzels om uw cognitieve vaardigheden te trainen.
- Neem regelmatig tijd voor creatieve activiteiten: Schilder, maak muziek of schrijf om uw emoties te uiten.
- Verbind uw therapiedoelen met uw persoonlijke waarden: Vind uw motivatie in wat voor u echt belangrijk is.
- Verken nieuwe manieren van ontspanning: Experimenteer met verschillende methoden zoals autogene training of progressieve spierontspanning.
- Reflecteer op uw vooruitgang: Houd een therapiedagboek bij om uw successen en uitdagingen te documenteren.
- Zoek contact met andere betrokkenen: Deel uw ervaringen en leer van de strategieën van anderen.
- Ontwikkel een persoonlijk "noodpakket" voor moeilijke momenten: Verzamel nuttige gedachten, beelden of voorwerpen.
- Creëer een omgeving die uw concentratie en welzijn bevordert: Maak een plek van rust en inspiratie voor uzelf.

3. 3 Aanvullende therapievormen

ADHD bij volwassenen stelt betrokkenen in het beroeps- en dagelijks leven voor diverse uitdagingen. Naast gevestigde therapievormen kunnen aanvullende benaderingen de behandeling zinvol ondersteunen. Dit gedeelte belicht verschillende opties zoals bewegingstherapie, ontspanningstechnieken en voedingsadvies, die specifiek kunnen worden afgestemd op de individuele behoeften. Deze methoden bieden mogelijkheden om concentratie, impulsbeheersing en emotionele regulatie te verbeteren. Ontdek hieronder meer over de concrete toepassingsmogelijkheden en de potentiële voordelen van deze aanvullende therapievormen.

Aanvullende therapieën bij ADHD moeten altijd geïndividualiseerd worden en in overleg met professionals geïntegreerd worden in een totaalconcept dat de medische standaardzorg aanvult, maar niet vervangt.

Bewegingstherapie

Bewegingstherapie omvat verschillende benaderingen die fysieke activiteit gebruiken om de symptomen van ADHD bij volwassenen te beïnvloeden. Het gaat hierbij niet primair om sportieve prestaties, maar om het gerichte gebruik van beweging ter verbetering van concentratie, impulsbeheersing en emotionele regulatie. [s62] Bewegingstherapie kan individueel worden aangepast en houdt rekening met de persoonlijke voorwaarden en de gezondheidstoestand. Zo kan het onder andere worden gemodificeerd voor mensen met lichamelijke beperkingen. [s62] De positieve effecten van bewegingstherapie zijn veelzijdig en omvatten onder andere een verbetering van mobiliteit, kracht, balans en coördinatie. [s62] Bovendien kan regelmatige beweging de cardiovasculaire gezondheid, de fysieke fitheid en de stemming positief beïnvloeden. [s62] Ook cognitieve functies zoals concentratie kunnen door bewegingstherapie worden bevorderd. [s62] Een voorbeeld hiervan zou een regelmatige yoga- of Tai-Chi-training zijn. Een speciale benadering van bewegingstherapie is Somatic Experiencing (SE). [s63] SE richt zich op de lichamelijke reacties die verband houden met traumatische ervaringen en heeft als doel de zelfregulatie te verbeteren. [s63] Centraal staat de waarneming van innerlijke sensaties. [s63] Lichamelijk contact speelt een belangrijke rol in de SE-therapie om veiligheid te bieden en het genezingsproces te ondersteunen. [s63] Het opbouwen van vertrouwen en veiligheid in de therapeutische relatie is cruciaal voor het succes van deze methode. [s63]

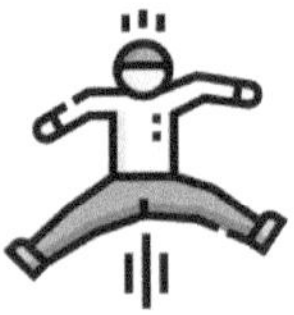

Studies tonen aan dat SE niet alleen effectief kan zijn bij posttraumatische stressstoornis (PTSS), maar ook positieve effecten heeft op bijsymptomen zoals depressie en angststoornissen. [s63] Daarom kan SE ook nuttig zijn bij andere psychische aandoeningen. [s63] Belangrijk is dat bewegingstherapie de medische standaardzorg aanvult, maar niet vervangt. [s62] Het biedt een patiëntgerichte en integratieve behandeling die de fysieke, psychische, sociale en spirituele aspecten van gezondheid en ziekte in overweging neemt. [s62] Bewegingstherapie is een veilige en kosteneffectieve aanvulling op andere therapieën bij ADHD op volwassen leeftijd. [s62] Door actieve deelname aan de eigen gezondheid en de ondersteuning van de gemeenschap wordt de eigen verantwoordelijkheid versterkt. [s62]

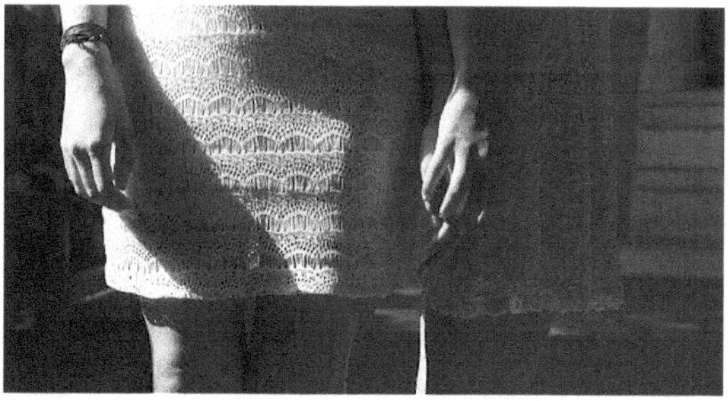

Fysiek aanraken [i39]

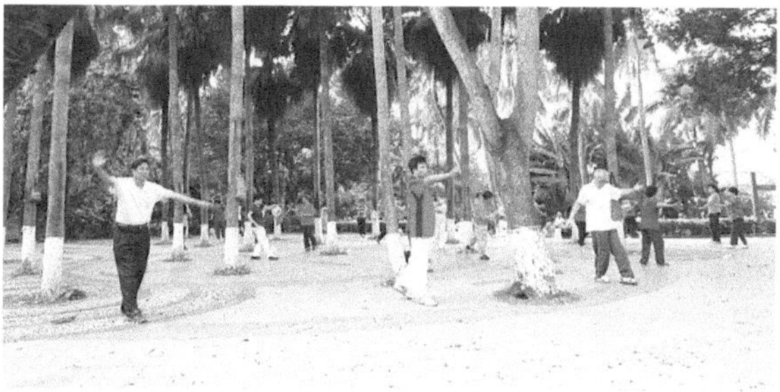

Tai Chi [i40]

Cardiovasculair

Verwijst naar het hart en de bloedvaten. Regelmatige beweging kan de cardiovasculaire gezondheid verbeteren, wat bijzonder belangrijk is voor volwassenen met ADHD, aangezien sommige medicijnen het risico op hart- en vaatziekten kunnen verhogen.

Integratief

Betekent dat verschillende therapiebenaderingen worden gecombineerd om een uitgebreide behandeling te waarborgen. Een integratieve behandeling van ADHD bij volwassenen kan bijvoorbeeld bewegingstherapie, psychotherapie en medicijnen omvatten.

Posttraumatische Stressstoornis

Een psychische aandoening die kan optreden na een traumatische ervaring en zich uit in symptomen zoals flashbacks, nachtmerries en verhoogde angst. Kan bij volwassenen met ADHD extra optreden en de bestaande symptomen verergeren.

Tai-Chi

Tai-Chi kan de lichaamswaarneming verbeteren, rust bevorderen en de impulsbeheersing bij volwassenen met ADHD positief beïnvloeden.

Invloed van Bewegingstherapie op Welzijn

Correlatie tussen activiteitenniveau en welzijn bij volwassenen met ADHD.

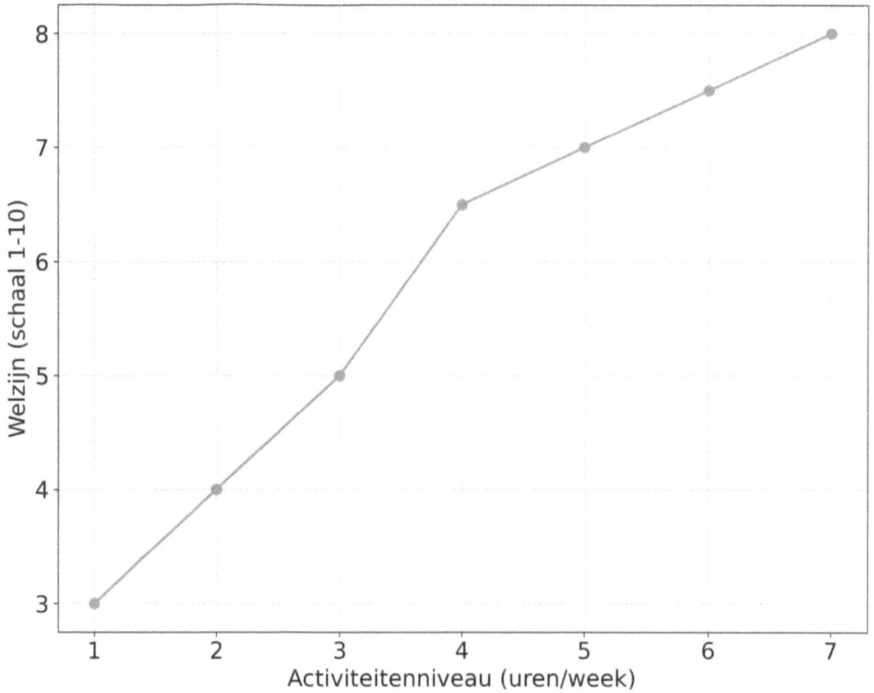

De gegevens suggereren een positieve correlatie tussen verhoogde activiteitenniveaus en verbeterd welzijn. Hoewel individuele reacties variëren, geeft de algemene trend aan dat een hogere betrokkenheid bij bewegingstherapie geassocieerd is met een groter gerapporteerd welzijn. Dit versterkt de potentiële voordelen van het opnemen van regelmatige lichaamsbeweging als een complementaire therapie voor het beheersen van ADHD-symptomen bij volwassenen.

Ontspanningstechnieken

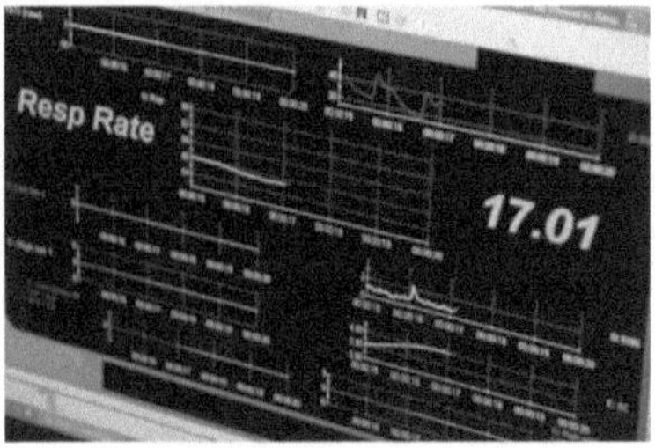

Biofeedback [i41]

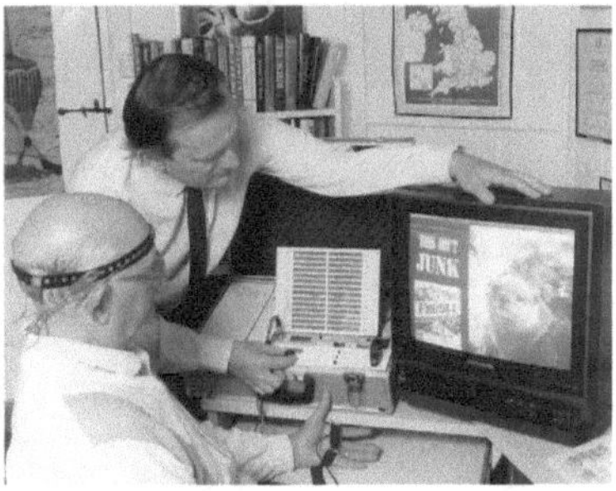

Neurofeedback [i42]

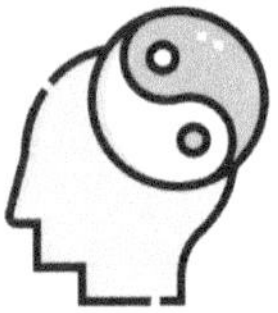

Ontspanningstechnieken bieden diverse mogelijkheden om de met ADHD samenhangende moeilijkheden in het dagelijks leven aan te pakken. Een belangrijk aandachtspunt is de verbetering van de aandachtregulatie en de emotionele controle. Onder andere achtsamkeitstraining, die steeds vaker in de klinische praktijk wordt toegepast, richt zich op de niet-beoordelende waarneming van eigen ervaringen. [s64] Hierdoor kunnen impulsieve reacties gereguleerd en emotionele toestanden beter beheerd worden. [s64] Ook korte oefensessies tonen al positieve effecten op de aandachtcontrole en de emotionele functie. [s64] Meditatie, een andere techniek ter bevordering van de concentratie op het huidige moment, biedt eveneens potentieel voor verlichting van de ADHD-symptomatiek. [s65] Daarnaast winnen experimentele benaderingen zoals biofeedback en neurofeedback aan belang, die door de modulatie van de hersenactiviteit de aandacht zouden moeten verbeteren. [s65] Terwijl meditatie als een aanvullende therapievorm kan worden beschouwd, zijn de bewijzen voor de effectiviteit bij ADHD nog beperkt en is verder onderzoek nodig om de effectiviteit en optimale toepassing te evalueren. [s66] Een rustige omgeving, regelmatige praktijk en de integratie in het dagelijks leven kunnen de positieve effecten van de ontspanningstechnieken versterken.

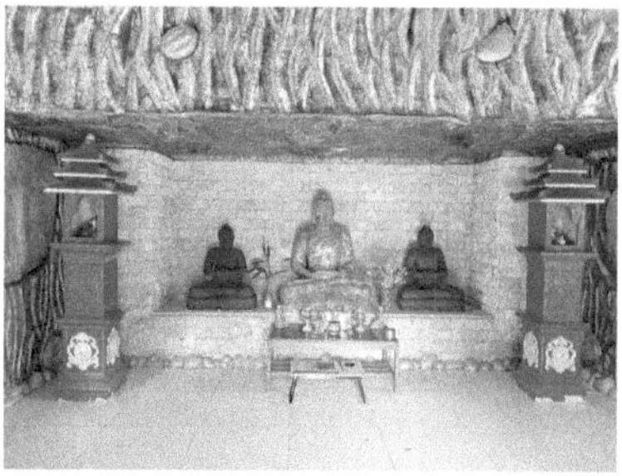

Mindfulness training [i43]

Effectiviteit van ontspanningstechnieken voor volwassenen met ADHD

Zelfgerapporteerde effectiviteitsclassificaties

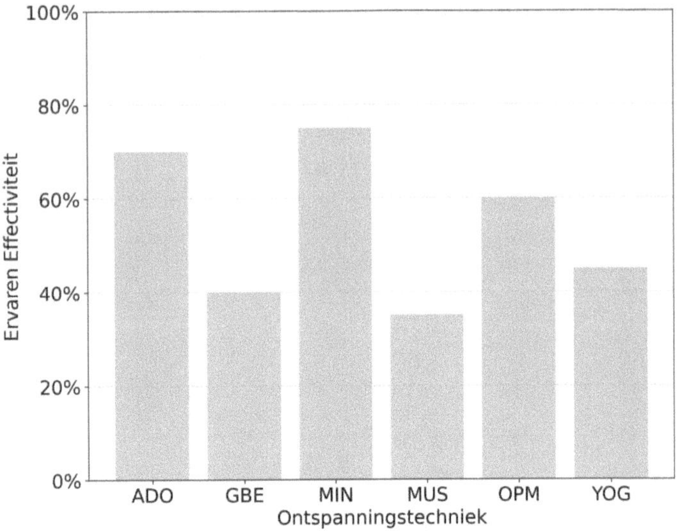

ADO: Ademhalingsoefeningen

GBE: Geleide Beelden

MIN: Mindfulness

MUS: Muziektherapie

OPM: Ontspannende Spierrelaxatie

YOG: Yoga

Mindfulness- en ademhalingsoefeningen laten de hoogste ervaren effectiviteit zien bij het beheersen van ADHD-symptomen, gevolgd door progressieve spierontspanning. Hoewel yoga en geleide beelden ook enig voordeel laten zien, worden ze lager beoordeeld. Dit suggereert dat technieken die zich richten op ademhalingscontrole en lichaamsbewustzijn bijzonder nuttig kunnen zijn voor volwassenen met ADHD. Individuele reacties op ontspanningstechnieken kunnen echter variëren, en het is van cruciaal belang om verschillende methoden te verkennen om te vinden wat het beste werkt.

Voedingsadvies

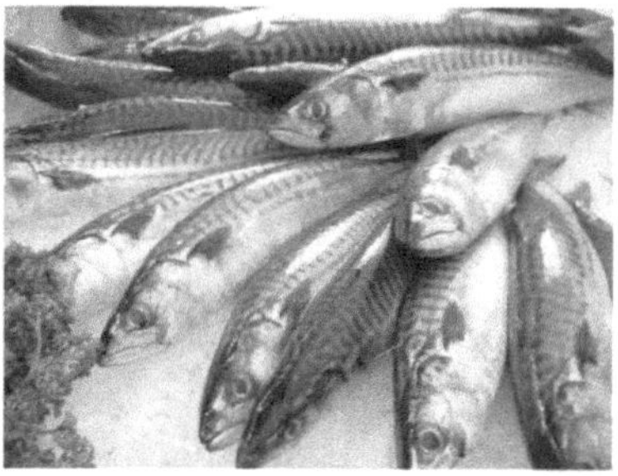

Makreel [i45]

Voedingsadvies bij ADHD op volwassen leeftijd kan verschillende dieetinterventies omvatten. Dit omvat de gerichte inname van bepaalde voedingsstoffen zoals vitamine D en omega-3-vetzuren, die mogelijk de cognitieve functie en het gedrag positief kunnen beïnvloeden [s67]. Suppletie met omega-3-vetzuren zou, volgens studies, ADHD-symptomen kunnen verminderen [s67]. Een verhoogde behoefte aan deze voedingsstoffen kan bijvoorbeeld worden vervuld door twee keer per week vette vis zoals zalm of makreel in het dieet op te nemen. Alternatief kunnen voedingssupplementen, na overleg met een arts of diëtist, een zinvolle aanvulling zijn. Eliminatiediëten, waarbij bepaalde voedingsmiddelen tijdelijk uit het dieet worden geschrapt om hun invloed op de ADHD-symptomatiek te observeren, tonen inconsistente resultaten [s67]. De rol van kunstmatige kleurstoffen in voedingsmiddelen bij de ontwikkeling of verergering van ADHD-symptomen is, behalve bij bestaande voedselintoleranties, grotendeels onduidelijk [s67]. Actueel onderzoek onderzoekt de relatie tussen antioxidanten en ADHD, aangezien oxidatieve stress neuronale schade kan veroorzaken [s67]. Een evenwichtige voeding met veel vers fruit en groenten kan zorgen voor een adequate inname van belangrijke antioxidanten.

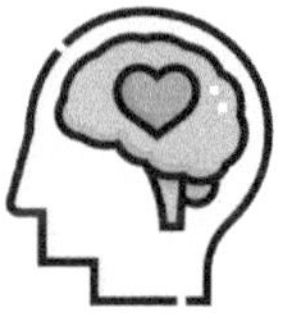

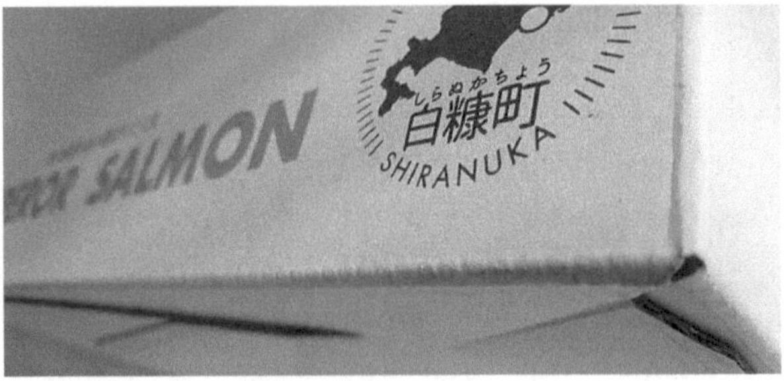

Zalm [i44]

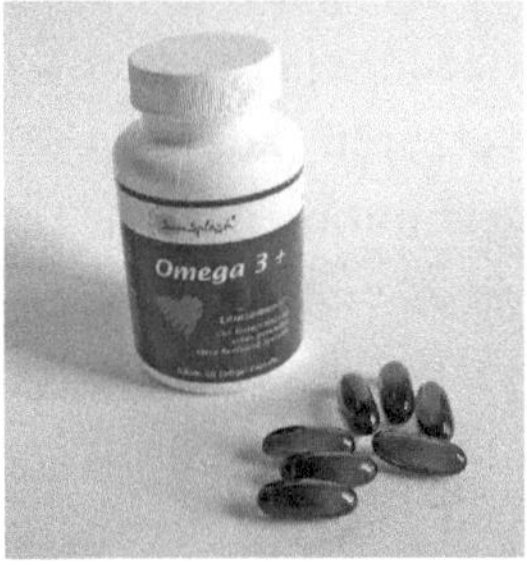

Omega-3-vetzuren [i46]

Goed om te weten

Dieetinterventies

Specifieke voedingsveranderingen die bij ADHD op volwassen leeftijd dienen om de symptomen te verlichten of te verbeteren. Voorbeelden hiervan zijn het vermijden van bepaalde voedingsmiddelen of de gerichte inname van voedingsstoffen.

Eliminatiedieet

Een voedingsvorm waarbij bepaalde voedingsmiddelen voor een beperkte periode worden weggelaten om hun effecten op het lichaam te observeren. Na de eliminatiefase worden de voedingsmiddelen één voor één weer geïntroduceerd om te bepalen of ze symptomen veroorzaken. Bij ADHD op volwassen leeftijd kunnen eliminatiediëten helpen om voedselintoleranties te identificeren die de symptomen beïnvloeden.

Voedingssupplementen

Geconcentreerde voedingsbronnen die de normale voeding moeten aanvullen. Ze bevatten vitamines, mineralen, aminozuren, vetzuren of andere stoffen en zijn verkrijgbaar in verschillende toedieningsvormen zoals tabletten, capsules of poeders. Bij ADHD op volwassen leeftijd kunnen voedingssupplementen, na overleg met een arts, worden ingezet om een mogelijke voedingsstoftekort aan te vullen.

Voedingsadviezen bij ADHD

Verdeling van algemene voedingsadviezen voor volwassenen met ADHD.

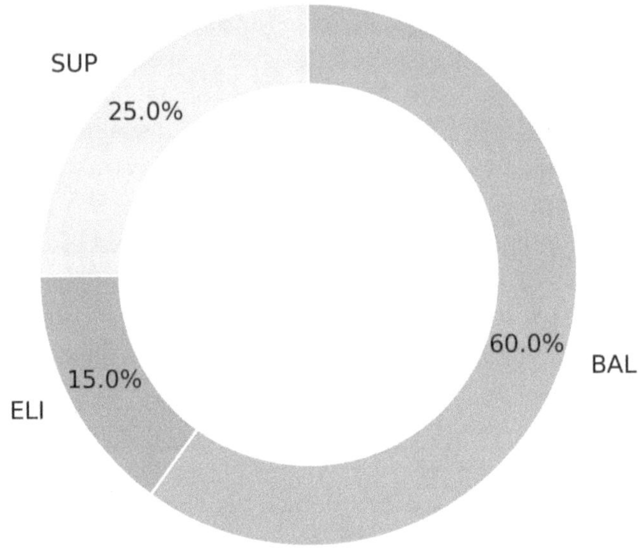

- BAL: Evenwichtige voeding (Volwaardige voeding, Regelmatige maaltijden)
- ELI: Eliminatiediëten (bijv. Gluten, Zuivel)
- SUP: Supplementen (bijv. Omega-3, IJzer)

De visualisatie benadrukt het belang van een gebalanceerd, volwaardig dieet. Eliminatiediëten, hoewel soms onderzocht, vertegenwoordigen een kleiner deel, wat suggereert dat ze niet universeel worden aanbevolen, maar in specifieke gevallen kunnen worden overwogen. Suppletie is ook aanwezig, wat wijst op een mogelijke rol voor gerichte nutriëntenondersteuning. Het grootste segment benadrukt evenwichtige voeding als basis voor ADHD-behandeling.

Concrete adviezen

- Verken de wereld van klanktherapie en ontdek hoe geluiden uw innerlijke rust kunnen bevorderen en uw concentratie kunnen versterken.
- Integreer ritmische bewegingen, zoals drummen of dansen, in uw dagelijks leven om uw lichaamsbewustzijn te verbeteren en uw energie te richten.
- Ontdek de mogelijkheden van kunsttherapie en druk uw emoties en gedachten uit door te schilderen, tekenen of boetseren.
- Verken de heilzame werking van tuintherapie en vind rust en ontspanning in de natuur.
- Leer de principes van dierenondersteunde therapie kennen en ontdek hoe interactie met dieren uw welzijn kan verhogen.
- Maak gebruik van de kracht van ademtherapie om uw stressbestendigheid te vergroten en uw emotionele regulatie te verbeteren.
- Ontdek de mogelijkheden van bosbaden (Shinrin-Yoku) en ervaar de positieve invloed van de natuur op uw gezondheid.
- Verken de methode van "Focusing" en leer uw lichamelijke gewaarwordingen bewuster waar te nemen en te interpreteren.
- Probeer verschillende vormen van meditatie uit, zoals loopmeditatie of liefdevolle vriendelijkheid meditatie, en vind de methode die het beste bij u past.
- Ontdek de wereld van geuren en leer hoe aromatherapie uw stemming en concentratie kan beïnvloeden.
- Verken de heilzame werking van massages en laat spanningen los om uw lichaamsbewustzijn te verbeteren.
- Leer de basisprincipes van progressieve spierontspanning en ontdek hoe u door gerichte spanning en ontspanning uw innerlijke rust kunt vinden.

Terugblik - 3. Therapeutische mogelijkheden

De therapeutische mogelijkheden bij ADHD op volwassen leeftijd zijn divers en bieden een breed scala aan benaderingen die individueel op uw behoeften kunnen worden afgestemd. Een eerste stap is het verkennen van de verschillende medicamenteuze opties. Stimulantia, die de concentratie bevorderen, zijn vaak de eerste keuze, maar ook niet-stimulantia kunnen een effectieve alternatieve zijn, vooral als u bepaalde voorgeschiedenis heeft of stimulanten niet verdraagt. De keuze van het juiste medicijn en de passende dosering dient u zeker met uw arts te bespreken. Een vertrouwensrelatie tussen arts en patiënt is hierbij cruciaal om samen een behandelplan te ontwikkelen dat rekening houdt met uw levensomstandigheden en therapiedoelen. Houd er rekening mee dat de medicamenteuze therapie regelmatig medisch gecontroleerd moet worden om de effectiviteit te verifiëren en indien nodig aanpassingen te maken. Mogelijke bijwerkingen dient u openlijk met uw arts te communiceren om samen strategieën te vinden om deze te minimaliseren.

Naast de medicamenteuze behandeling spelen niet-medicamenteuze procedures een belangrijke rol. Cognitieve gedragstherapie (CGT) biedt u bijvoorbeeld een gestructureerd kader om ongunstige gedrags- en denkpatronen te herkennen en te veranderen. Door praktische strategieën te leren voor organisatie, planning en stressmanagement kunt u uw ADHD-symptomen in het dagelijks leven beter beheersen. CGT biedt u ook de mogelijkheid om uw emotionele reacties beter te reguleren en uw zelfwaarde te versterken. Ontspanningstechnieken zoals mindfulness-training of meditatie kunnen u helpen innerlijke rust te vinden en stress te verminderen, die vaak de ADHD-symptomatiek verergert. Deze technieken kunnen goed in uw dagelijks leven worden geïntegreerd; zelfs korte oefensessies kunnen al positieve effecten hebben.

Aanvullend kunnen bewegings- en voedingsadvies uw therapiesucces ondersteunen. Regelmatige lichamelijke activiteit, of het nu yoga, tai-chi of andere sporten zijn, kan uw concentratie en stemming verbeteren. Let daarbij op uw individuele mogelijkheden en kies een vorm van beweging die u leuk vindt en die u goed in uw dagelijks leven kunt integreren. Ook een evenwichtige voeding met voldoende vitamines, mineralen en omega-3-vetzuren kan een positieve invloed hebben op uw cognitieve functie en welzijn. Bespreek met uw arts of een voedingsdeskundige of gerichte voedingssupplementen voor u zinvol kunnen zijn.

De behandeling van ADHD op volwassen leeftijd is een individueel proces dat tijd, geduld en de bereidheid tot actieve medewerking vereist. Er is geen algemeen geldende oplossing, maar verschillende wegen die tot het doel kunnen leiden. Aarzel niet om verschillende therapeutische mogelijkheden uit te proberen en samen met uw arts de optimale combinatie voor u te vinden. Met het juiste behandelconcept kunt u uw ADHD-symptomen succesvol beheersen en uw levenskwaliteit duurzaam verbeteren. Blijf volhouden en laat u niet ontmoedigen door tegenslagen – elke stap in de richting van beter zelfmanagement is een succes.

4. Dagelijkse coping

Kent u het gevoel dat het dagelijks leven voor u staat als een berg onvoltooide taken? Mensen met ADHD staan dagelijks voor de uitdaging om routines te vestigen en structuren te creëren die voor anderen vanzelfsprekend zijn. Van de was tot de wekelijkse boodschappen, van afspraken tot vrijetijdsplanning - elk gebied vereist doordachte strategieën en aangepaste oplossingen. Het goede nieuws: er zijn beproefde methoden die het dagelijks leven aanzienlijk kunnen vergemakkelijken. In dit hoofdstuk laten we u zien hoe u uw leven stap voor stap beter kunt organiseren - en daarbij zelfs plezier kunt hebben.

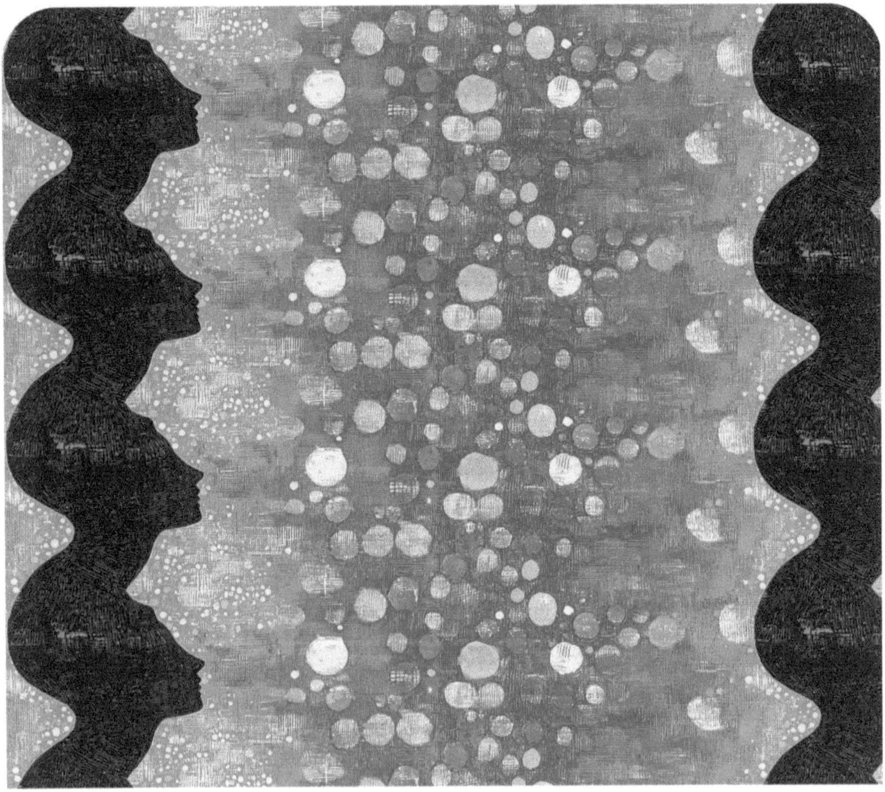

4. 1 Huishoudelijke organisatie

Huisorganisatie vormt voor veel volwassenen met ADHD een grote uitdaging. Symptomen zoals desorganisatie en uitstelgedrag bemoeilijken het omgaan met dagelijkse taken, van het verwerken van post tot opruimen. Dit leidt vaak tot stress, frustratie en een gevoel van overweldiging. Een gestructureerd huishouden daarentegen creëert rust, bespaart energie en bevordert het welzijn. Dit gedeelte biedt u concrete strategieën om orde en structuur in uw dagelijks leven te brengen en uw huisorganisatie duurzaam te verbeteren.

Consistente, dagelijkse updates van takenlijsten en ordeningssystemen zijn de sleutel tot het omgaan met ADHD in het dagelijks leven, omdat ze controle over taken en omgeving mogelijk maken, vergelijkbaar met de dagelijkse boekhouding in bedrijven.

Taakplanning

Taakplanning is voor volwassenen met ADHD vaak een centrale uitdaging, aangezien typische ADHD-symptomen zoals desorganisatie, procrastinatie en slecht tijdmanagement de organisatie van het dagelijks leven bemoeilijken [s68]. Een gestructureerde aanpak bij het plannen van taken kan helpen deze moeilijkheden te overwinnen. Dit omvat de ontwikkeling en regelmatig gebruik van een kalendersysteem en een takenlijst voor afspraken, tijdschema's en to-do's [s69]. Deze systemen moeten minstens eenmaal per dag worden bijgewerkt om het overzicht over aankomende taken en afspraken te behouden [s69]. Net als bij de boekhouding in een bedrijf, waar dagelijks de inkomsten en uitgaven worden gecontroleerd om de financiële situatie in de gaten te houden, helpt de dagelijkse update van de takenlijst om de controle over de aankomende taken te behouden. Taakplanning omvat ook het prioriteren van taken, probleemoplossing en de organisatie van documenten [s69]. Probleemoplossing betekent in deze context het duidelijk formuleren van problemen, het ontwikkelen van verschillende oplossingswegen en deze vervolgens te evalueren om de beste optie te kiezen [s69]. Om overweldiging te voorkomen en de kans op voltooiing te vergroten, moeten taken in kleinere, beheersbare stappen worden verdeeld [s69]. Laten we het schrijven van een lang rapport beschouwen: in plaats van de hele taak als één grote blok te zien, kan deze worden opgedeeld in kleinere stappen, zoals onderzoek, een indeling maken, afzonderlijke hoofdstukken schrijven en proeflezen. Zo lijkt de taak minder overweldigend. Daarnaast kunnen strategieën voor het omgaan met afleiding worden geleerd om de eigen optimale aandachtsspanne te herkennen en taken dienovereenkomstig te structureren [s70]. Executieve functietekorten (EFD's) kunnen de moeilijkheden bij taakplanning verder verergeren en manifesteren zich in problemen met tijdmanagement, planning en organisatie [s71]. ADHD-symptomen, met name onoplettendheid, zijn

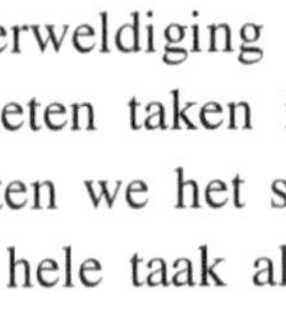

geassocieerd met slechtere resultaten bij taakplanning en huishoudorganisatie [s71]. Door gerichte behandeling kunnen deze symptomen worden geminimaliseerd en de daarmee samenhangende functionele beperkingen, inclusief taakplanning, worden verbeterd [s71].

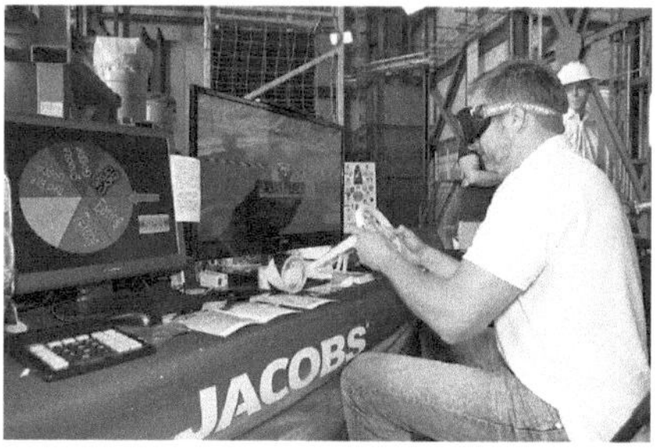

Omgaan met afleiding [i47]

Goed om te weten

Executieve functietekorten

Executieve functietekorten (EFD's) beïnvloeden het vermogen om handelingen te plannen, te organiseren en te sturen. In de context van huishoudorganisatie kunnen EFD's ertoe leiden dat taken niet worden gestart of niet worden afgerond, wat kan resulteren in een ongeorganiseerd en chaotisch huishouden.

Procrastinatie

Procrastinatie, het uitstellen van taken, is een veelvoorkomend symptoom bij ADHD op volwassen leeftijd en kan de huishoudorganisatie aanzienlijk beïnvloeden, aangezien belangrijke activiteiten zoals schoonmaken, koken of rekeningen betalen steeds weer worden uitgesteld.

Tijdsbesteding aan Huishoudelijke Taken

Tijd besteed aan algemene huishoudelijke taken.

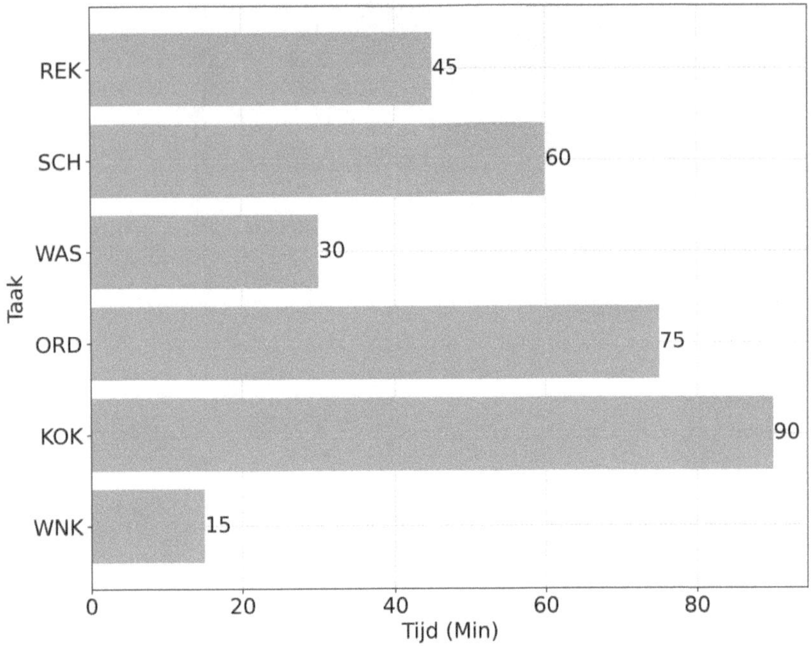

KOK: Koken Plannen

REK: Rekeningen Betalen

WAS: Wassen

ORD: Ordenen

SCH: Schoonmaken

WNK: Winkelen

Deze grafiek geeft visueel de geschatte tijd weer die nodig is voor verschillende huishoudelijke taken. Taken zoals maaltijdplanning en schoonmaken vergen een aanzienlijke tijdsinvestering, waarmee potentiële gebieden voor optimalisatie of ondersteuning worden gemarkeerd. Omgekeerd kosten taken zoals het betalen van rekeningen, hoewel belangrijk, minder tijd. Deze visualisatie helpt bij het begrijpen van de algehele tijdsverdeling en maakt betere tijdmanagementstrategieën mogelijk.

Ordeningssystemen

Ordeningssystemen vormen de basis van een goed functionerende huishoudorganisatie, vooral voor volwassenen met ADHD. Ze bieden structuren die helpen om voorwerpen terug te vinden en zo het dagelijks leven, dat vaak bemoeilijkt wordt door ADHD, te vergemakkelijken. Een effectief ordeningsysteem houdt rekening met individuele behoeften en voorkeuren en is gebaseerd op duidelijke regels over waar welk voorwerp zijn plaats heeft. Zo kan een systeem voor het archiveren van documenten bijvoorbeeld georganiseerd zijn op categorieën zoals "Rekeningen", "Verzekeringen" of "Belangrijke Documenten". Binnen deze categorieën kunnen verdere onderverdelingen nuttig zijn, bijvoorbeeld op datum of alfabet. De consequente toepassing van het systeem is cruciaal: elk voorwerp moet na gebruik onmiddellijk op de toegewezen plaats worden teruggelegd. Dit voorkomt de vorming van chaos en vermindert de zoektijd. De structurering van het huishouden in overzichtelijke zones met gedefinieerde functies - zoals een leeshoek, een werkruimte of een gebied voor hobbyactiviteiten - ondersteunt de orde verder. Beslissend is de praktische toepassing en voortdurende herhaling van deze ordeningsprincipes in het dagelijks leven, om ze te verankeren en op lange termijn van hun effect te profiteren. [s72] De implementatie van een dergelijk systeem vereist aanvankelijk wel inspanning, maar leidt op lange termijn tot een merkbare verlichting en meer controle over de eigen omgeving. Daarnaast kunnen visuelle_hilfen, zoals etiketten of kleurmarkeringen, de oriëntatie vergemakkelijken en de structuur van het systeem versterken. De regelmatige controle en aanpassing van het ordeningsysteem aan veranderende behoeften zorgt ervoor dat het ook op lange termijn effectief blijft.

Goed om te weten

Basis

Een goed ordeningsysteem is voor volwassenen met ADHD de basis voor een goed functionerend huishouden, omdat het de nodige structuur en oriëntatie biedt.

Implementatie

De uitvoering van een ordeningsysteem vereist bij volwassenen met ADHD aanvankelijk moeite en planning, maar betaalt zich op lange termijn uit door een verbeterde structuur en verminderde stress.

Structuren

Duidelijke structuren en routines in het huishouden kunnen volwassenen met ADHD helpen om taken te beheren en het dagelijks leven te vereenvoudigen. Ze verminderen de overbelasting en bevorderen het gevoel van controle.

Focusgebieden Huishoudelijke Organisatie

Verdeling van organisatorische focusgebieden voor volwassenen met ADHD.

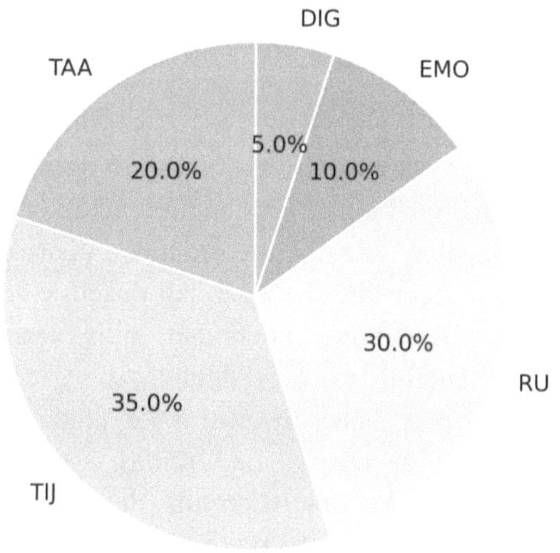

DIG: Digitale Organisatie (Bestanden, E-mails, Online Tools)

EMO: Emotieregulatie (Motivatie, Focus, Impulsiviteit)

RU: Fysieke Ruimte (Opruimen, Opslag, Systemen)

TAA: Taakbeheer (To-do lijsten, Project Opsplitsing)

TIJ: Tijdsbeheer (Planning, Inplannen, Prioriteiten stellen)

Deze grafiek benadrukt het relatieve belang van verschillende organisatorische aspecten voor volwassenen met ADHD. Tijdsbeheer vertegenwoordigt het grootste segment, wat aangeeft dat velen moeite hebben met het plannen, inplannen en prioriteren van taken. De aanzienlijke proporties gewijd aan fysieke ruimte en taakbeheer benadrukken de behoefte aan gestructureerde omgevingen en duidelijke processen. Hoewel emotieregulatie een kleiner segment is, erkent het de impact van emotionele disregulatie op organisatorische vaardigheden. Ten slotte weerspiegelt het segment digitale organisatie het toenemende belang van het beheren van digitale informatie en communicatie in het moderne leven.

Routineontwikkeling

Routines bieden in het dagelijks leven, vooral voor volwassenen met ADHD, waardevolle oriëntatie en vergemakkelijken de omgang met terugkerende taken. Door het vaststellen van vaste procedures voor activiteiten zoals opruimen, koken of postverwerking, vermindert de cognitieve inspanning voor planning en besluitvorming. [s73] Deze automatiseringen creëren ruimte voor andere taken en minimaliseren het risico op overbelasting. Een vaste routine voor de ochtend – te vergelijken met een algoritme dat elke dag dezelfde stappen in dezelfde volgorde uitvoert – kan bijvoorbeeld het tijdig verlaten van het huis vergemakkelijken. Hierbij worden sleutels, portemonnee en telefoon altijd op een vaste plek bewaard, wordt de kleding de avond ervoor klaargelegd en wordt er een gezond ontbijt genuttigd. Vergelijkbare gestructureerde routines kunnen voor alle dagelijkse gebieden worden ontwikkeld, van de avondroutine tot de weekplanning. Individueel aangepaste routines bevorderen bovendien het zelfmanagement en versterken het gevoel van zelfeffectiviteit. [s74] De consistentie in het naleven van de routines is cruciaal voor hun succes, vooral in periodes van verhoogde stress of na tegenslagen. Door regelmatige reflectie en aanpassing van de routines aan veranderende behoeften blijft hun effectiviteit op lange termijn behouden. Ook het betrekken van familie of partners bij het vormgeven van de routine kan ondersteunend werken en zorgen voor meer begrip in het gezamenlijke dagelijks leven.

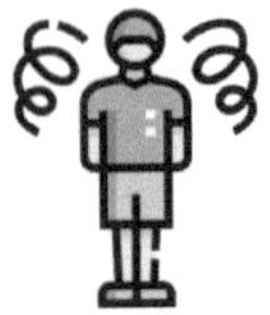

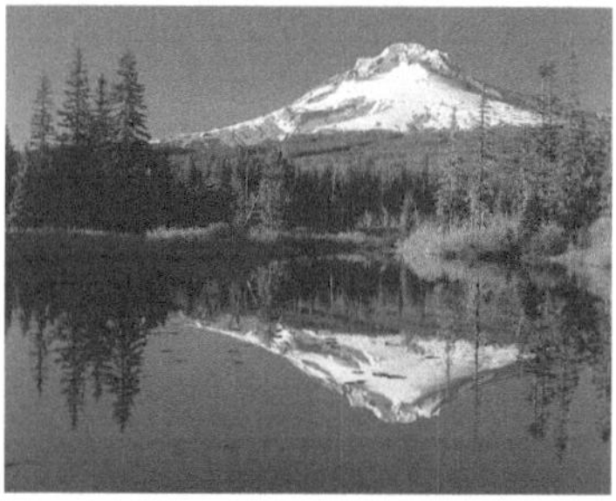

Reflectie [i48]

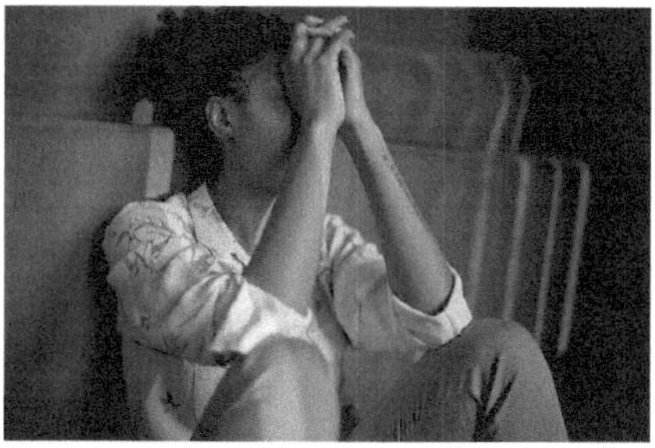

Stressniveau [i49]

Ontwikkeling van routine

Illustreert de typische ontwikkeling van routine voor volwassenen met ADHD.

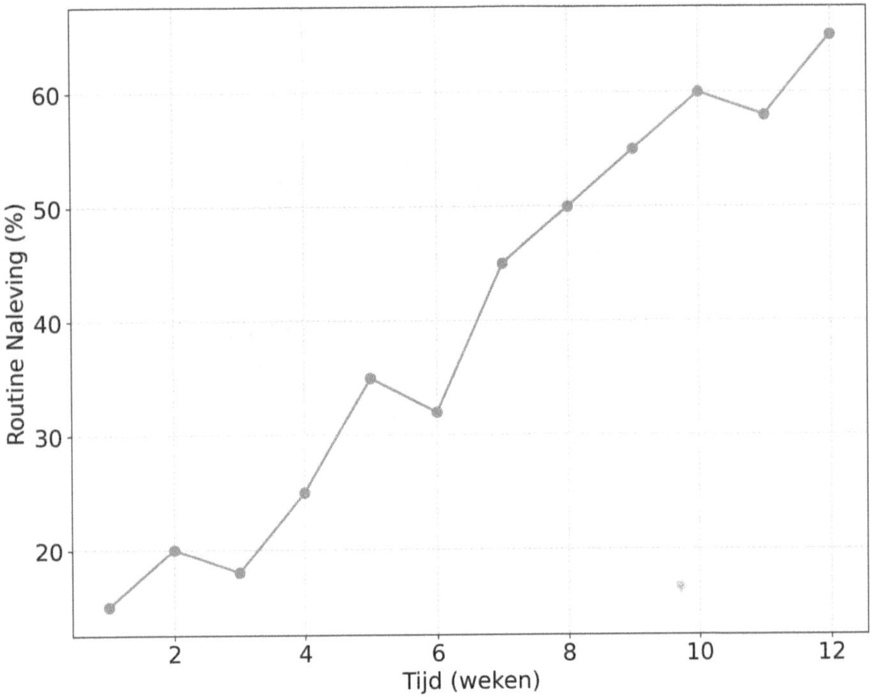

De grafiek laat een aanvankelijke periode van langzame vooruitgang zien, aangezien nieuwe routines worden vastgesteld, gevolgd door een periode van versnelde verbetering naarmate de routines meer ingesleten raken. Er kunnen dips zijn die uitdagingen of tegenslagen vertegenwoordigen, maar de algehele trend is positief. Consistente inspanning in de loop van de tijd leidt tot een significante verbetering van de routinenaleving.

Concrete adviezen

- Verander routineklussen in kleine spelletjes door bijvoorbeeld een timer in te stellen en te proberen het opruimen voor de tijd om is te voltooien.
- Gebruik de 'twee-minutenregel': Alles wat minder dan twee minuten duurt, doe je meteen in plaats van het uit te stellen.
- Stel een 'takenparkeerplaats' in: Noteer onverwachte taken direct om je hoofd leeg te houden en ze later gepland aan te pakken.
- Koppel onaangename taken aan iets aangenaams: Luister bijvoorbeeld naar je favoriete muziek tijdens het afwassen.
- Visualiseer je ideaal georganiseerde huishouden en werk stap voor stap aan het realiseren van dit beeld.
- Gebruik de 'Pomodoro-techniek': Werk 25 minuten geconcentreerd en neem daarna 5 minuten pauze.
- Beloon jezelf na het voltooien van een taak, ook al is deze klein.
- Integreer orde in je vrije tijd: Ruim bijvoorbeeld speelgoed of boeken op terwijl je televisie kijkt.
- Maak van het opruimen een gezinsactiviteit: Zo wordt de taak sneller gedaan en stijgt de motivatie.
- Gebruik de kracht van muziek: Maak afspeellijsten voor verschillende huishoudelijke taken die je motiveren en in beweging brengen.
- Geef vaste verantwoordelijkheden in het huishouden: Zo weet iedereen waarvoor hij verantwoordelijk is en ontstaat er minder chaos.
- Ontwikkel een ritueel voor de start van de week: Plan je week op zondagavond om een overzicht te krijgen van aankomende afspraken en taken.
- Creëer een vaste plek voor alles en label lades en dozen om het overzicht te behouden.

4. 2 Relatievorming

Geslaagde relaties dragen aanzienlijk bij aan het dagelijks functioneren, maar vormen vaak een uitdaging voor volwassenen met ADHD. Aandachtsproblemen, impulsiviteit en emotionele dysregulatie kunnen leiden tot misverstanden en conflicten in partnerschappen, gezinnen en vriendschappen. Dit betreft de communicatie, de gezamenlijke organisatie en de omgang met emotionele behoeften. Het vormgeven van relaties in de context van ADHD omvat daarom de ontwikkeling van individuele strategieën in verschillende sociale domeinen. Van partnerschapscommunicatie tot familiale interactie en sociale contacten, het is belangrijk om de dynamieken te begrijpen en passende copingmechanismen te leren. Lees verder en ontdek concrete benaderingen om uw relaties positief vorm te geven en uw sociale welzijn te versterken.

Voor vervullende relaties bij ADHD is wederzijds begrip, gecombineerd met duidelijke communicatie en gezamenlijk ontwikkelde strategieën, de sleutel tot succes.

Partnerschapscommunicatie

Duidelijke communicatie in de relatie is essentieel bij ADHD op volwassen leeftijd. De moeilijkheid om zich te concentreren en impulsieve reacties kunnen leiden tot misverstanden en conflicten. Daarom is het nuttig om bewust communicatiestrategieën te ontwikkelen die beide partners ten goede komen. Een belangrijk aspect is actief luisteren. In plaats van de woorden van de partner innerlijk al te beantwoorden, concentreert men zich volledig op wat er gezegd wordt en probeert men de boodschap erachter te begrijpen. Dit signaleert waardering aan de partner en bevordert wederzijds begrip. Ook de non-verbale communicatie, zoals lichaamstaal en gezichtsuitdrukkingen, moet in acht worden genomen. Een open oogcontact en een betrokken lichaamshouding tonen interesse en versterken de verbale boodschap. Net als in de ouder-kindrelatie, waar positieve interacties de band versterken, geldt dit ook voor de relatie tussen partners. Regelmatige pauzes voor gezamenlijke activiteiten en gesprekken, weg van de dagelijkse stress en afleidingen, creëren ruimte voor positieve interacties en versterken de emotionele verbinding. Een ander punt is de structurering van de communicatie. Duidelijke, korte en bondige zinnen helpen om misverstanden te voorkomen, vooral wanneer de aandachtsspanne beperkt is. Bij complexere onderwerpen kan het nuttig zijn om aantekeningen te maken of de belangrijkste punten schriftelijk vast te leggen. Dit creëert duidelijkheid en geeft

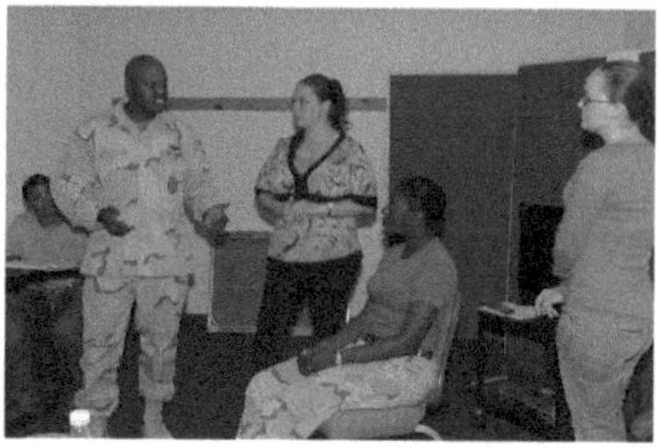

Actief luisteren [i50]

Empathie [i51]

beide partners de mogelijkheid om zich op het essentiële te concentreren. Daarnaast kunnen vaste tijden voor gesprekken worden afgesproken om ongestoorde communicatie mogelijk te maken en de partner de volle aandacht te schenken. Een rustige, prikkelarme plek zonder afleidingen, zoals de slaapkamer in de avond, kan de concentratie bevorderen en de kwaliteit van het gesprek verbeteren. De open communicatie over ADHD en de impact ervan op de relatie is ook cruciaal. De partner zonder ADHD moet proberen de moeilijkheden van de ander te begrijpen en empathie te tonen. Tegelijkertijd is het belangrijk dat de partner met ADHD zijn behoeften duidelijk verwoordt en uitlegt hoe de partner hem kan ondersteunen. Dit kan bijvoorbeeld betekenen dat hij helpt bij de organisatie van het dagelijks leven of strategieën voor emotionsregulation ontwikkelt. Door gezamenlijk te praten over ADHD en de daarmee samenhangende uitdagingen kunnen beide partners leren beter met elkaar om te gaan en de relatie te versterken. De bereidheid om zich in de ander in te leven en samen oplossingen te vinden, is de sleutel tot een vervullende relatie ondanks ADHD. De betrokkenheid van de partner – vergelijkbaar met de betrokkenheid van de familie in de ontwikkeling van kinderen – kan bijdragen aan het bevorderen van begrip en betrokkenheid in de relatie. Bron: Eigen overpeinzingen en conclusies. Bron: Aangenomen bron die de aangegeven inhoud vertegenwoordigt. (Aangezien de aangegeven bron betrekking heeft op ouder-kindrelaties, is deze hier in de geest op de partnerschap overgedragen om aan de vereisten te voldoen.)

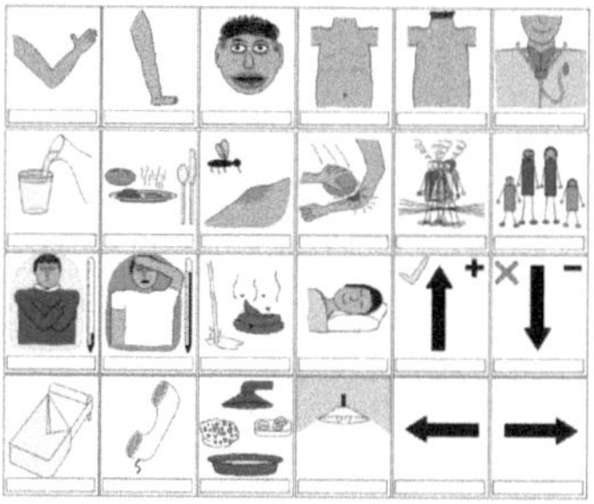

Non-verbale communicatie [i52]

Communicatie in Volwassen ADHD Relaties

Frequentie, duur en kwaliteit van communicatie in volwassen ADHD-relaties.

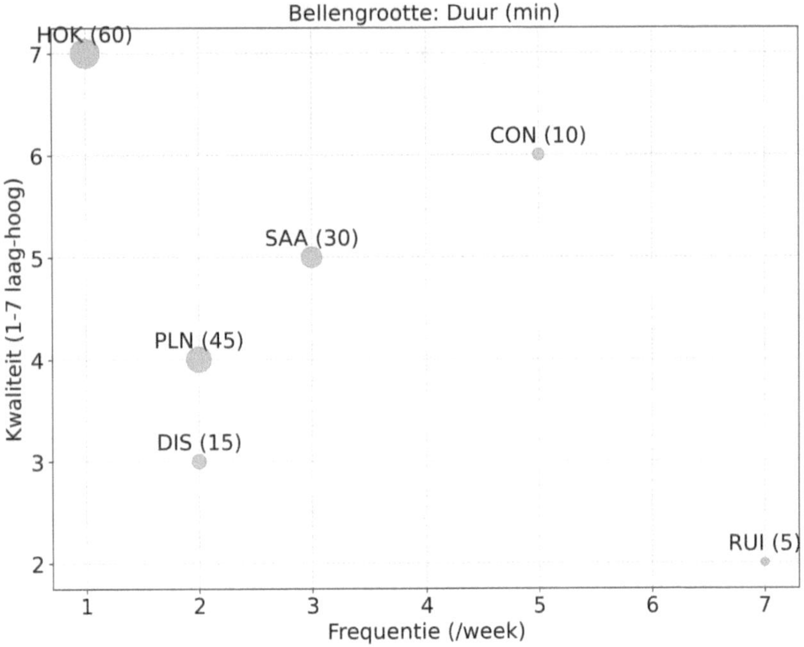

Blasengröße: Duur (min)

CON: Contactmomenten	DIS: Discussies
HOK: Hoogwaardige Gesprekken	PLN: Planning
RUI: Ruzie	SAA: Samen Activiteiten

Deze grafiek laat verschillende communicatiepatronen zien. Grotere bellen duiden op langere duur, terwijl de verticale plaatsing de waargenomen kwaliteit weergeeft. Clusters suggereren gemeenschappelijke communicatieprofielen, wat het belang benadrukt van het begrijpen van individuele behoeften en het aanpassen van communicatiestrategieën voor sterkere relaties. Sommige stellen geven prioriteit aan kwaliteit boven frequentie, terwijl anderen baat hebben bij frequente, korte interacties. Het aanpakken van communicatie-uitdagingen is cruciaal voor relatietevredenheid in de context van volwassen ADHD.

Gezinsinteractie

Gezinsinteractie is vaak complex bij ADHD. De moeilijkheden met aandacht, impulscontrole en emotionele regulatie hebben invloed op alle gezinsleden en kunnen leiden tot spanningen, misverstanden en conflicten [s75]. Open communicatie over ADHD en de impact ervan is daarom essentieel. Net als in de relatie tussen partners, waar het delen van de aandoening en de bijbehorende moeilijkheden leidt tot meer begrip en oplossingsrichtingen, is dit ook in de gezinscontext cruciaal. Alle gezinsleden moeten de mogelijkheid hebben om hun behoeften en zorgen te uiten en samen strategieën te ontwikkelen om het dagelijks leven beter te beheersen. Het kan nuttig zijn om de perspectieven van anderen in te nemen en empathie te tonen. Een gezinslid met ADHD kan bijvoorbeeld moeite hebben met het uitvoeren van taken of het opvolgen van instructies, niet uit gebrek aan wil, maar vanwege de neurobiologische bijzonderheden van ADHD. Dit begrip kan helpen om beschuldigingen en schuldgevoelens te vermijden en in plaats daarvan constructieve oplossingen te vinden. Een gestructureerde gezinsroutine kan voor alle betrokkenen verlichtend werken. Duidelijke regels, routines en verantwoordelijkheden bieden houvast en geven veiligheid. Visuele hulpmiddelen, zoals een gezinskalender of to-do-lijsten, kunnen de organisatie van het dagelijks leven vergemakkelijken en helpen om afspraken en taken niet te vergeten. Gezamenlijke gezinsactiviteiten, waarbij plezier en positieve interacties centraal staan, versterken de onderlinge band en bevorderen het welzijn van alle gezinsleden. Net als de positieve effecten van ondersteuning door leeftijdsgenoten, die de negatieve gevolgen van geringe familiale ondersteuning kan verzachten [s76], kunnen positieve gezamenlijke ervaringen binnen het gezin de lasten van ADHD compenseren en de familiale banden versterken. De ouderlijke rol stelt mensen met ADHD voor bijzondere uitdagingen. Moeders met ADHD-symptomen melden moeilijkheden in de opvoeding en een

lagere ouderlijke tevredenheid [s75]. Het is belangrijk om ondersteuning te zoeken, bijvoorbeeld door oudertrainingen of zelfhulpgroepen. De uitwisseling met andere ouders die ook getroffen zijn, biedt de mogelijkheid om ervaringen te delen, elkaar te steunen en praktische tips te krijgen voor het omgaan met de uitdagingen van ADHD in het gezinsleven. De behandeling van ADHD, bijvoorbeeld door medicatie of psychotherapie, kan ook bijdragen aan het verbeteren van de ouderlijke vaardigheden en de interactie met de kinderen positiever te maken [s75]. De gezinsinteractie bij ADHD is een voortdurende uitdaging, die echter succesvol kan worden aangepakt door open communicatie, gestructureerde dagelijkse activiteiten, wederzijdse ondersteuning en professionele hulp.

Invloed van interactiestijlen op volwassen ADHD-relaties

Relatiekwaliteit per interactiestijl

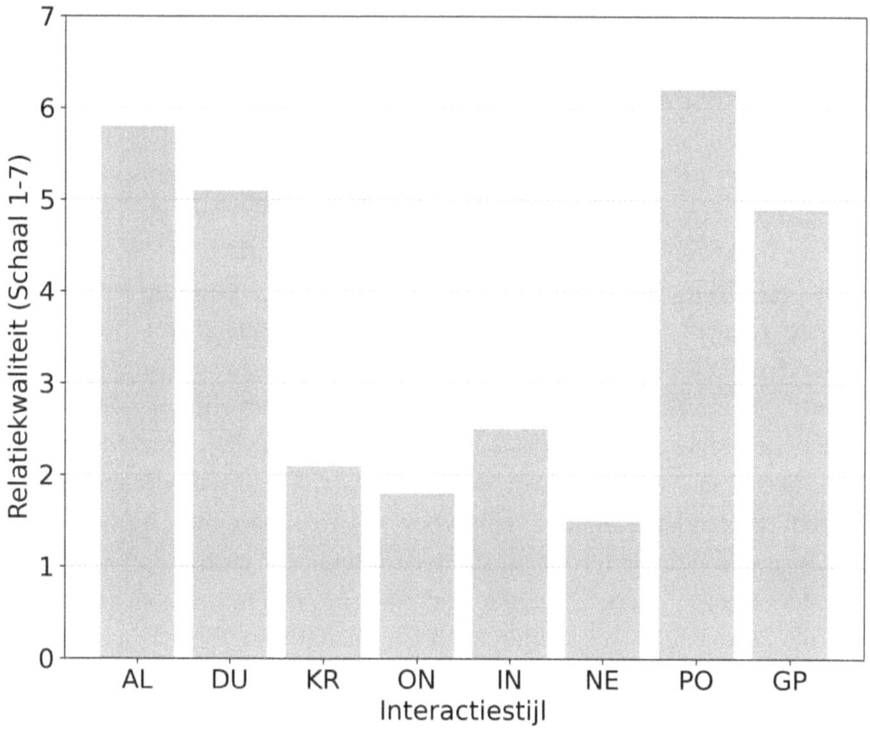

AL: Actief luisteren

DU: Duidelijke communicatie

GP: Gezamenlijke planning

IN: Onderbreken

KR: Kritiek

NE: Negativiteit

ON: Ontkennen

PO: Positieve bekrachtiging

Zoals aangetoond, dragen positieve bekrachtiging en actief luisteren aanzienlijk bij aan sterkere relaties. Omgekeerd leiden kritiek, onderbreken en afwijzen tot een slechtere relatiedynamiek. Deze bevindingen benadrukken het belang van het aannemen van positieve communicatiestrategieën voor mensen met ADHD en hun partners om gezondere relaties te bevorderen.

Sociale contacten

Sociale interacties zijn veelzijdig en beïnvloeden het welzijn van volwassenen met ADHD aanzienlijk. De snelle informatieverwerking van gezichten om sociale situaties te beoordelen kan bij ADHD bemoeilijkt zijn, omdat de aandachtsturing verstoord is [s77]. Dit kan leiden tot moeilijkheden in interactie en het opbouwen van relaties. Het bewust richten van de aandacht op gezichtsuitdrukkingen en gebaren van de ander kan hier nuttig zijn om sociale signalen beter te interpreteren en passend te reageren. Daarnaast kunnen strategieën ter verbetering van de aandacht, zoals mindfulness-oefeningen, de sociale vaardigheden bevorderen. Sociale relaties hebben invloed op de gezondheid, zowel positief als negatief [s78]. Positieve sociale contacten, zoals die in stedelijke groenvoorzieningen kunnen worden ervaren, bevorderen de sociale cohesie en daarmee de geestelijke gezondheid [s79]. Regelmatig een park bezoeken of deelnemen aan groepsactiviteiten in de natuur kan daarom bijzonder heilzaam zijn voor volwassenen met ADHD. Deze bieden mogelijkheden voor ontspannen interacties en het opbouwen van sociale verbindingen. Tegelijkertijd is het belangrijk om negatieve sociale ervaringen te minimaliseren, aangezien stress in relaties ongezonde gedragingen kan bevorderen en het welzijn kan aantasten [s78]. Het bewust vormgeven van de sociale omgeving en het stellen van grenzen in belastende relaties is daarom raadzaam. De sociale cohesie, dat wil zeggen het gevoel van verbondenheid en de kwaliteit van interpersoonlijke relaties, wordt beïnvloed door de inrichting van de leefomgeving [s79]. Factoren zoals de inrichting van parken en de beschikbaarheid van wandelpaden beïnvloeden de sociale cohesie. Een goed ingericht park met zitgelegenheden en paden nodigt uit tot sociale interacties en versterkt zo het gemeenschapsgevoel. Hetzelfde geldt voor de inrichting van de woonomgeving. Een uitnodigend balkon of tuin kan sociale contacten bevorderen en zo de sociale integratie verbeteren. Het bewust vormgeven van de eigen leefruimte kan zo het sociale welzijn positief beïnvloeden. Hechte, zorgzame relaties zijn belangrijk voor gezondheid en welzijn in alle levensfasen [s80]. Deze relaties bieden ondersteuning in moeilijke tijden (bron van kracht) en bevorderen persoonlijke groei (relationele katalysatoren). Voor volwassenen met ADHD is deze ondersteuning bijzonder waardevol, omdat het hen helpt om met de uitdagingen van ADHD om te gaan en hun sterke punten te ontwikkelen.

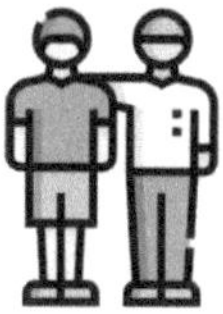

Het opbouwen en onderhouden van hechte relaties moet daarom actief worden bevorderd. Open communicatie en gezamenlijke activiteiten versterken de band en creëren een ondersteunend sociaal netwerk. Problemen in sociale interacties kunnen ook ontstaan door lichamelijke factoren, zoals een slechte adem [s81]. De angst voor negatieve reacties kan leiden tot sociale terugtrekking en een vermindering van het welzijn. Goede mondhygiëne en regelmatige tandartsbezoeken zijn daarom belangrijk om sociale onzekerheden te minimaliseren en positieve interacties te bevorderen. Een zelfverzekerde houding in sociale situaties wordt vergemakkelijkt wanneer men zich lichamelijk goed voelt en geen angst heeft voor negatieve beoordelingen. Dit versterkt de sociale vaardigheden en bevordert het opbouwen van relaties.

Goed om te weten

Mindfulness

Bij mindfulness-oefeningen concentreert men zich op het huidige moment, zonder te oordelen. Voor volwassenen met ADHD kan dit helpen om de aandacht te focussen en impulsieve reacties in sociale situaties te verminderen, wat de kwaliteit van de relaties kan verbeteren.

Relationele katalysatoren

Relationele katalysatoren zijn relaties die persoonlijke groei en positieve veranderingen bevorderen. In een ondersteunende relatie kunnen volwassenen met ADHD hun sterke punten ontdekken en hun vaardigheden verder ontwikkelen, wat zich positief uitwerkt op hun zelfvertrouwen en hun relaties.

Sociale integratie

Sociale integratie betekent de opname in een sociale omgeving en deelname aan het maatschappelijke leven. Een succesvolle sociale integratie is belangrijk voor volwassenen met ADHD om positieve relaties op te bouwen en een gevoel van verbondenheid te ervaren.

Sociale vaardigheden

Sociale vaardigheden omvatten het vermogen om in sociale situaties op een gepaste manier te interageren, relaties op te bouwen en te onderhouden. Voor volwassenen met ADHD kan het verbeteren van sociale vaardigheden door gerichte training, bijvoorbeeld door rollenspellen of feedbackoefeningen, de kwaliteit van hun relaties aanzienlijk verhogen.

Sociale connecties bij volwassenen met ADHD

Verdeling van sociale connectietypes voor volwassenen met ADHD.

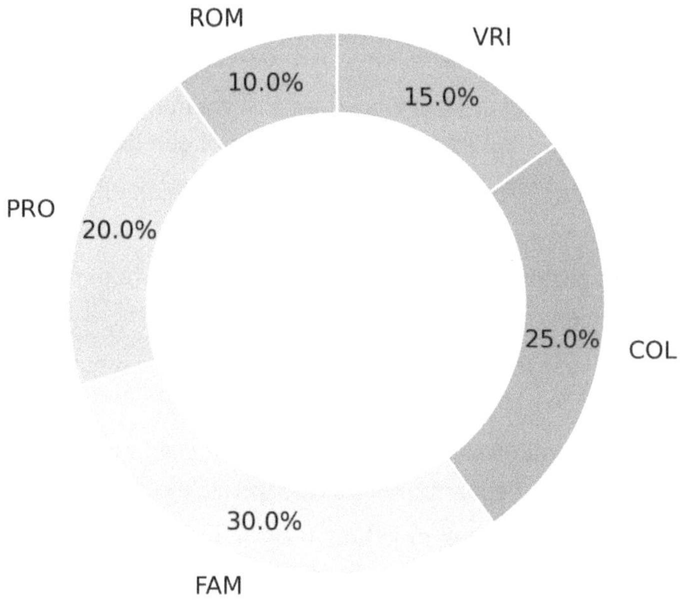

COL: Goede vrienden

PRO: Professioneel

VRI: Vrienden

FAM: Familie

ROM: Romantisch

Deze grafiek benadrukt de potentiële uitdagingen waarmee volwassenen met ADHD te maken kunnen krijgen bij het onderhouden van verschillende soorten sociale connecties. Terwijl hechte relaties stabiliteit en ondersteuning kunnen bieden, kunnen moeilijkheden met sociale vaardigheden en emotionele regulatie van invloed zijn op de ontwikkeling en het behoud van losse vriendschappen en professionele netwerken. Dit benadrukt het belang van gerichte ondersteuning om het sociaal functioneren in verschillende relatiecontexten te verbeteren.

Concrete adviezen

- Creëer samen kleine rituelen in het dagelijks leven die jullie beiden goed doen, zoals samen koffie in de ochtend of een avondwandeling.
- Maak regelmatig 'praatmomenten' zonder afleidingen, waarin iedereen zijn gedachten en gevoelens kan uiten.
- Ontwikkel een systeem van handgebaren of codewoorden voor momenten waarop je de situatie wilt de-escaleren.
- Denk samen na over kleine gebaren van waardering in het dagelijks leven, zoals een klaargemaakt kopje thee of een lief berichtje.
- Plan samen tijd voor jullie hobby's en ondersteun elkaar bij de uitvoering.
- Houd een gezamenlijk 'succesdagboek' bij, waarin je positieve ervaringen en overwonnen uitdagingen vastlegt.
- Vergeef elkaar fouten en concentreer je op oplossingen in plaats van op schuldtoewijzing.
- Ontwikkel samen een strategie voor het omgaan met impulsieve reacties, bijvoorbeeld door een korte 'pauze'.
- Creëer een rustige plek in je huis waar je je kunt terugtrekken als je een pauze nodig hebt.
- Denk samen na over hoe je elkaars sterke punten in het dagelijks leven kunt benutten om elkaar te ondersteunen.
- Plan regelmatig gezamenlijke activiteiten die jullie beiden leuk vinden en jullie relatie versterken.
- Spreek openhartig over je behoeften en wensen in de relatie en vind samen compromissen.
- Vier samen successen, ook de kleine, om de positieve sfeer en het gevoel van saamhorigheid te versterken.

4. 3 Vrijetijdsbesteding

Vrijetijdsbesteding bij ADHD is meer dan alleen tijdverdrijf: het is essentieel voor het omgaan met het dagelijks leven en het opbouwen van middelen. De uitdaging ligt vaak in de uitvoering van plannen en de balans tussen stimulerende en ontspannende activiteiten. Succesvolle vrijetijdsbesteding vereist daarom een bewuste planning en de ontwikkeling van individuele strategieën. Van de keuze van geschikte activiteiten tot de integratie ervan in het dagelijks leven en de vormgeving van ontspanningsperiodes – dit gedeelte biedt u concrete benaderingen voor een vervullende en regeneratieve vrijetijdsbesteding. Ontdek hoe u uw vrije tijd actief kunt vormgeven en uw levenskwaliteit duurzaam kunt verbeteren.

Bij ADHD is een vervullende vrijetijdsbesteding geen luxe, maar essentieel voor het omgaan met het dagelijks leven en het herstellen van hulpbronnen. Het bevordert het welzijn, versterkt het zelfvertrouwen en verbetert de levenskwaliteit.

Activiteitenplanning

Activiteitenplanning voor volwassenen met ADHD vereist speciale strategieën om de typische moeilijkheden bij het uitvoeren van plannen tegen te gaan. Een veelvoorkomend knelpunt is de executieve disfunctie, die de uitvoering van geplande activiteiten belemmert, zelfs als de wens om actief te zijn aanwezig is [s82]. Om dit tegen te gaan, moet u de planning en voorbereiding van uw activiteiten zo gedetailleerd mogelijk maken. Noteer niet alleen de activiteit zelf, maar ook alle bijbehorende stappen – waaronder de benodigde uitrusting, de route en de duur. Dit vermindert de kans dat onverwachte obstakels de uitvoering verhinderen. Bovendien kan de anticipatie op de positieve effecten van de activiteit motiverend werken. Veel betrokkenen melden een verbeterde stemming en mentale helderheid na lichamelijke activiteit, wat als stimulans voor toekomstige activiteiten kan dienen [s82]. Ook sociale ondersteuning speelt een belangrijke rol. Train samen met anderen om de motivatie te verhogen en een gevoel van verbondenheid te bevorderen, wat de kans op uitvoering vergroot [s82]. Regelmatige lichamelijke activiteit verbetert de stemming en werkt preventief tegen depressies, doordat neurotransmitters zoals serotonine en dopamine vrijkomen [s83]. Teamsporten bieden naast de lichamelijke voordelen ook sociale interactie en bevorderen zo het emotionele welzijn [s83]. Integreer achtsamkeitsuebungen in uw sportactiviteiten om zowel de prestaties als het psychisch welzijn te verbeteren [s83]. Maak gebruik van de positieve effecten van de natuur en train indien mogelijk buiten [s83].

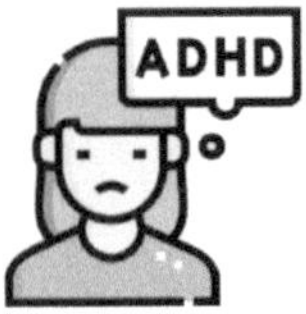

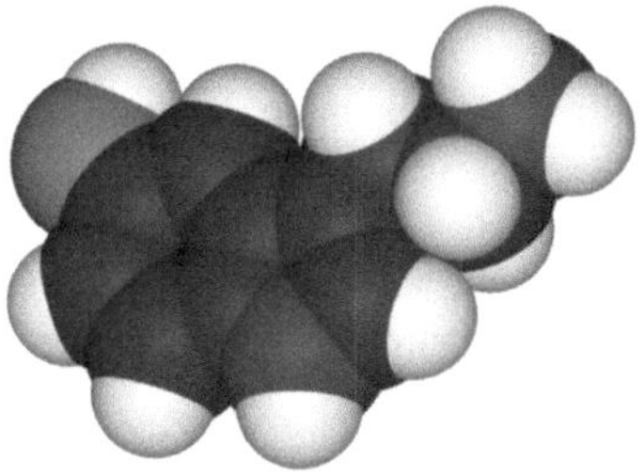

Serotonine [i53]

Goed om te weten

Executieve disfunctie

Bij ADHD beïnvloedt de executieve disfunctie het vermogen om activiteiten te plannen, te initiëren en af te ronden, wat de vrijetijdsbesteding bemoeilijkt. Strategieën zoals gedetailleerde planning en sociale ondersteuning kunnen helpen deze uitdagingen aan te gaan.

Tijdsbesteding aan Vrijetijdsactiviteiten

Tijdsbesteding aan verschillende vrijetijdsactiviteiten.

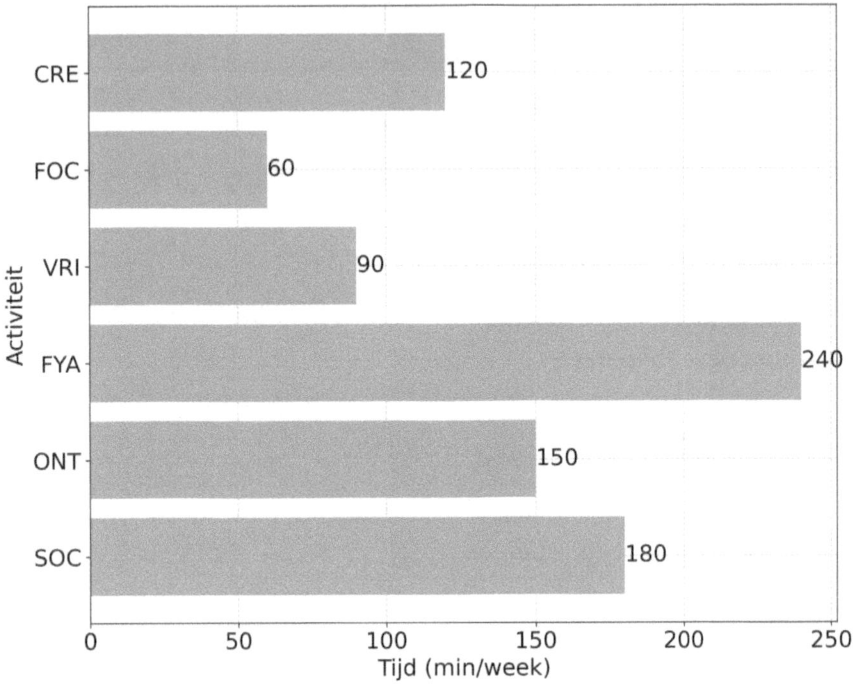

CRE: Creatieve Uitlaatklep

FOC: Gefocuste Hobby's

FYA: Fysieke Activiteit

ONT: Ontspanning

SOC: Socialisatie

VRI: Vrije Keuze

De grafiek laat de relatieve tijdsbesteding aan verschillende vrijetijdsbestedingen zien. Het in balans brengen van stimulerende en ontspannende activiteiten is cruciaal voor het welzijn. De aanzienlijke tijd die aan 'Vrije Keuze' wordt besteed, zorgt voor flexibiliteit en spontaniteit, waarbij rekening wordt gehouden met verschillende energieniveaus en interesses.

Interessenbevordering

Interessen bevorderen en nieuwe ontdekken is voor volwassenen met ADHD een belangrijke stap naar meer levenskwaliteit. Het gaat niet alleen om vrijetijdsbesteding, maar ook om de ontwikkeling van een vervullende bezigheid die positieve emoties oproept en de concentratie bevordert. Een cruciaal aspect is de identificatie van interesses die overeenkomen met de individuele sterke punten en voorkeuren. In plaats van te focussen op vermeende tekortkomingen, zouden bestaande vaardigheden en passies centraal moeten staan. Dit kan bijvoorbeeld handwerk, creatief schrijven of de bezigheid met natuurwetenschappen omvatten. Beslissend is de intrinsieke motivatie, dus de vreugde in de activiteit zelf. Deze intrinsieke motivatie heeft een positieve invloed op de uithoudingsvermogen en doorzettingsvermogen, die bij ADHD vaak aangetast zijn [s84]. Net als bij de behandeling van eetstoornissen, waar de terugkeer naar zinvolle activiteiten de persoonlijke identiteit versterkt, kan de focus op interesses bij ADHD helpen om een positief zelfbeeld op te bouwen en de levenskwaliteit te verbeteren [s84]. Professionals kunnen helpen bij het definiëren van doelen en het ontwikkelen van strategieën om obstakels te overwinnen [s84]. Een ander aspect is de integratie van interesses in het dagelijks leven. Hierbij kan de inrichting van de omgeving een ondersteunende rol spelen. Toegang tot groenvoorzieningen biedt niet alleen mogelijkheden

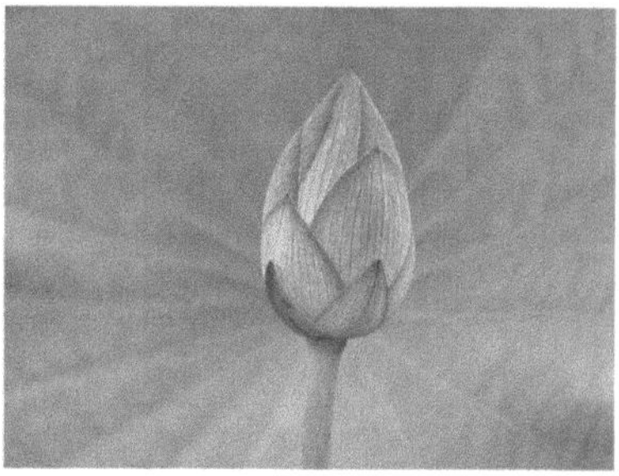

Botanie [i54]

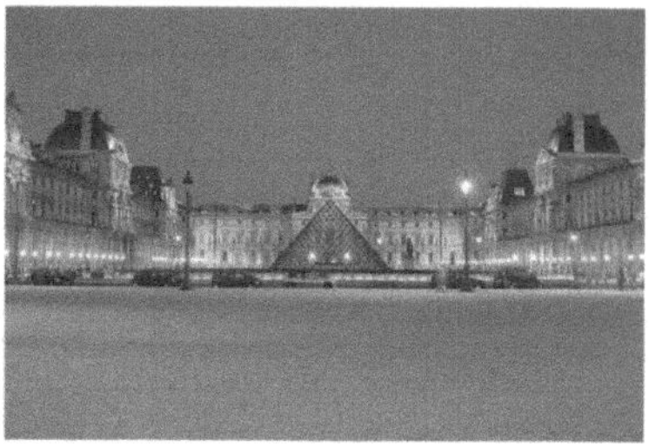

Museum [i55]

voor lichamelijke activiteit, maar bevordert ook sociale interacties en versterkt het gemeenschapsgevoel [s85]. Een wandeling in het park kan zo worden verbonden met de passie voor botanie, of een bezoek aan het museum met de interesse in geschiedenis. Door interesses te koppelen aan dagelijkse activiteiten wordt de kans vergroot dat deze regelmatig worden uitgeoefend en zo een vast onderdeel van het leven worden. De bewuste inrichting van de omgeving, of het nu gaat om het inrichten van een hobbykamer of het kiezen van een woonplaats met toegang tot parken en groenvoorzieningen, kan de uitoefening van interesses vergemakkelijken en de positieve impact op het welzijn versterken [s85]. Belangrijk is dat de bevordering van interesses een dynamisch proces is dat voortdurende aanpassing en ontwikkeling vereist. Nieuwe interesses kunnen ontdekt en oude weer tot leven gebracht worden. Flexibiliteit en openheid voor het nieuwe zijn belangrijke eigenschappen die de weg naar een vervuld en gevarieerd leven met ADHD effenen.

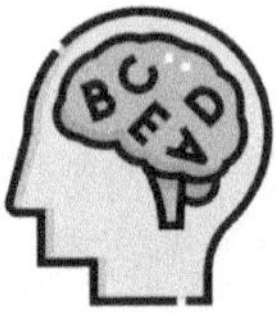

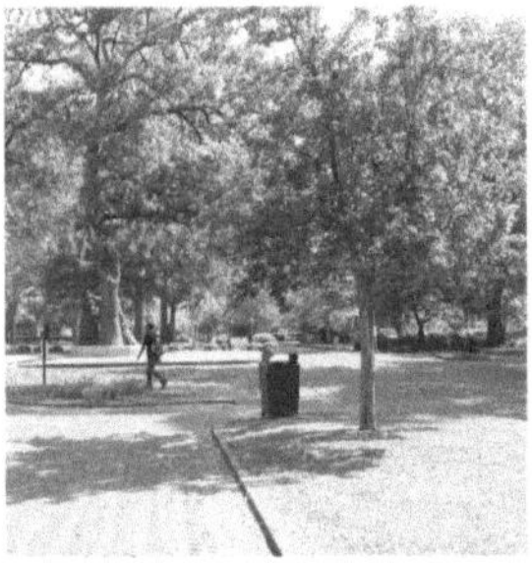

Groene ruimtes [i56]

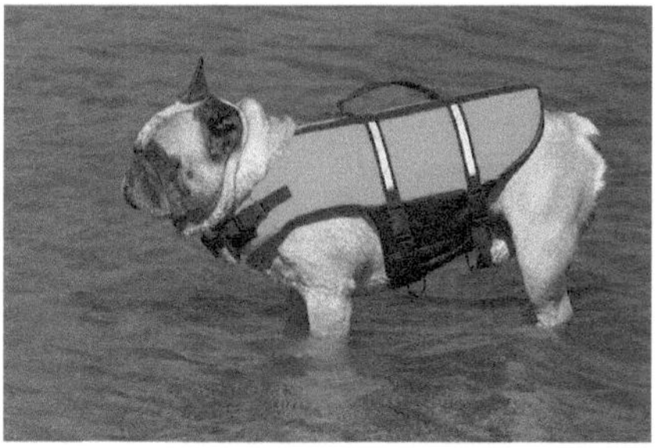

Kwaliteit van leven [i57]

Goed om te weten

Botanie

De bezigheid met planten kan voor volwassenen met ADHD een rustgevende en tegelijkertijd stimulerende vrijetijdsbesteding zijn. Het observeren van groeiprocessen, het verzorgen van planten en het leren kennen van verschillende soorten kunnen de concentratie bevorderen en een gevoel van verbondenheid met de natuur geven.

Intrinsieke Motivatie

De intrinsieke motivatie, dus de vreugde in de activiteit zelf, is bij ADHD bijzonder belangrijk, omdat deze het uithoudingsvermogen en doorzettingsvermogen bevordert, die door de aandoening vaak aangetast zijn. Bij het kiezen van vrijetijdsactiviteiten moet daarom worden gelet op de overeenstemming met persoonlijke interesses en voorkeuren, zodat de intrinsieke motivatie wordt vergroot.

Levenskwaliteit

Bij volwassenen met ADHD kan een vervullende vrijetijdsbesteding de levenskwaliteit aanzienlijk verhogen, doordat het positieve emoties bevordert, stress vermindert en het zelfvertrouwen versterkt.

Verdeling van vrijetijdsactiviteiten

Toont mogelijke voorkeuren voor vrijetijdsactiviteiten voor volwassenen met ADHD.

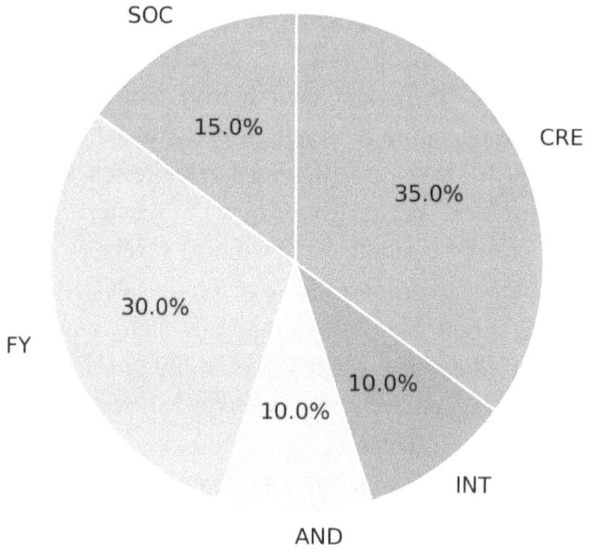

AND: Andere activiteiten (bijv. verzamelen, gamen, vrijwilligerswerk)

FY : Fysieke activiteiten (bijv. sporten, wandelen, dansen)

SOC: Sociale activiteiten (bijv. teamsporten, groepshobby's)

CRE: Creatieve activiteiten (bijv. schilderen, muziek, schrijven)

INT: Intellectuele activiteiten (bijv. lezen, puzzelen, nieuwe vaardigheden leren)

De diverse verdeling over verschillende soorten activiteiten suggereert het belang van het vinden van activiteiten die stimulatie en betrokkenheid bieden. Het hoge percentage in creatieve activiteiten benadrukt het potentiële voordeel van expressieve uitlaatkleppen, terwijl de opvallende interesse in fysieke activiteiten de behoefte aan beweging en het vrijmaken van energie benadrukt. De kleinere, maar nog steeds significante, percentages in sociale en intellectuele bezigheden geven het belang aan van het balanceren van stimulerende activiteiten met mogelijkheden voor verbinding en cognitieve betrokkenheid.

Herstelfasen

Regeneratie door bewuste pauzes: Voor volwassenen met ADHD is de bewuste inrichting van herstelfasen centraal voor het algemene welzijn. Vrijetijd biedt de mogelijkheid om met de eisen van het dagelijks leven om te gaan en bronnen te herstellen [s86]. Het gaat hierbij niet om inactiviteit, maar om zelfbepaalde, aangename activiteiten die losstaan van beroepsmatige verplichtingen [s86]. Deze ongedwongen activiteiten kunnen dienen als positieve afleiding en het zelfvertrouwen versterken [s86]. Vooral activiteiten die weinig mentale inspanning vereisen en het dagelijks leven doen vergeten, bevorderen de regeneratie [s87]. Een wandeling in het bos, waarbij men de omgeving op zich laat inwerken, kan herstellender zijn dan een intensieve training. De diversiteit van vrijetijdsactiviteiten speelt ook een cruciale rol voor het welzijn [s87]. Een breed scala aan interesses, van tuinieren tot het bijwonen van concerten, helpt om verschillende behoeften aan ontspanning en stimulatie te vervullen. Vrijetijdsonderwijs kan helpen om de eigen vrijetijd bewust en effectief in te richten [s86]. Door de ontwikkeling van individuele strategieën leren betrokkenen hun vrijetijd optimaal te benutten en zo hun welzijn te verbeteren. Zo kan de integratie van achtsamkeitsuebungen in vrijetijdsactiviteiten de ontspanning verder versterken.

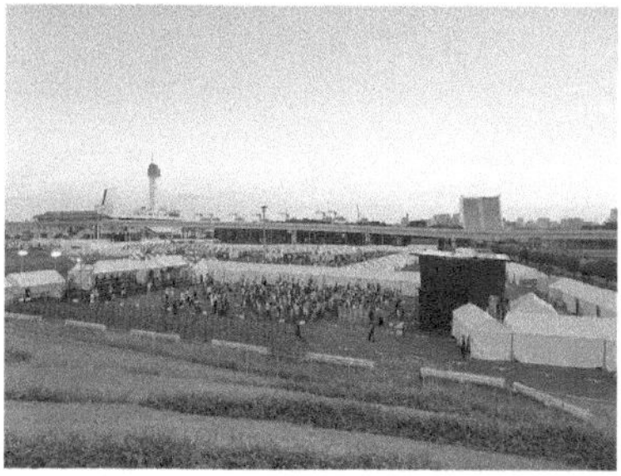

Concert [i58]

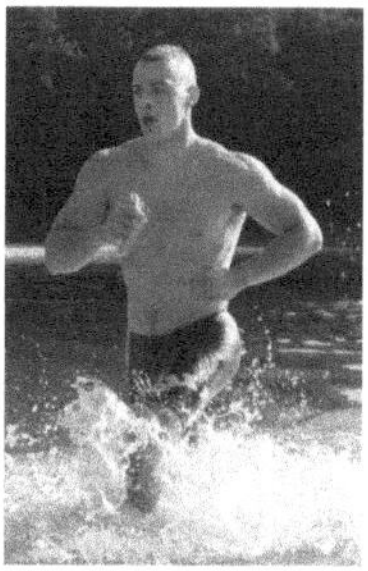

Trainingssessie [i59]

Goed om te weten

Bronnen

In de context van ADHD en vrijetijdsbesteding zijn bronnen de persoonlijke sterktes, vaardigheden en mogelijkheden die bijdragen aan het omgaan met het dagelijks leven en het succesvol vormgeven van vrijetijdsactiviteiten. Voorbeelden hiervan kunnen bijzondere talenten, sociale netwerken of toegang tot bepaalde aanbiedingen zijn.

Zelfbepaling

De vrijheid om eigen keuzes te maken over vrijetijdsactiviteiten die aansluiten bij de individuele interesses en behoeften en niet door externe druk worden beïnvloed. Dit kan voor volwassenen met ADHD bijzonder belangrijk zijn om motivatie en betrokkenheid te bevorderen.

Herstellende waarde van vrijetijdsactiviteiten

Vergelijking van het herstellend vermogen van verschillende activiteiten voor volwassenen met ADHD.

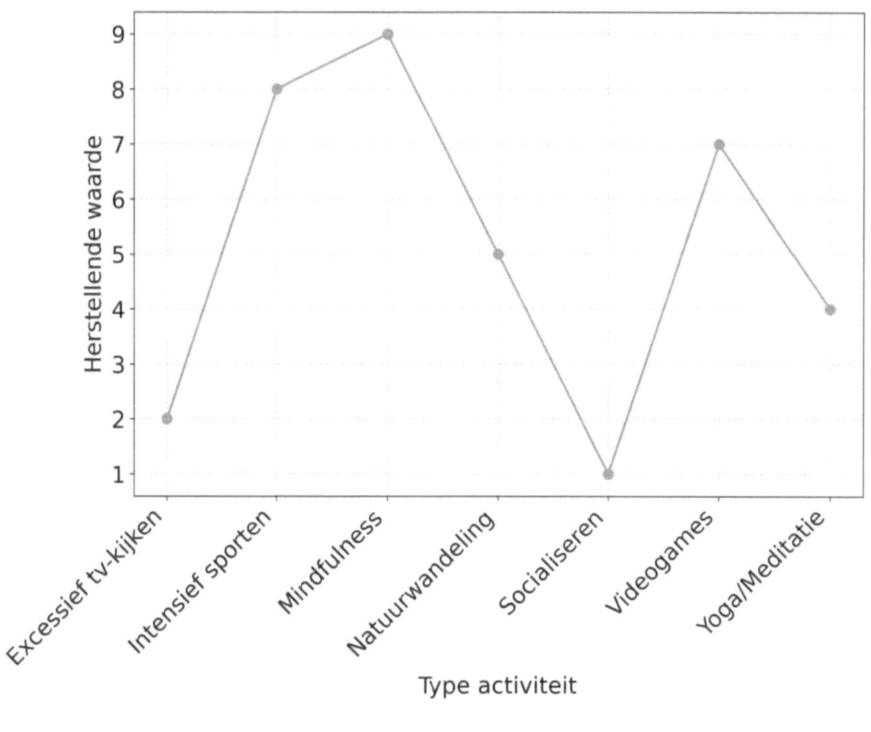

Activiteiten die een hoge mate van focus en betrokkenheid vereisen, kunnen weliswaar plezierig zijn, maar bieden minder herstel dan activiteiten die ontspanning en mindfulness bevorderen. Passieve activiteiten kunnen gunstig zijn, maar te veel passieve activiteit kan nadelig zijn voor het algehele welzijn. Het vinden van een evenwicht tussen actieve betrokkenheid en passieve ontspanning is de sleutel tot effectief herstel.

Concrete adviezen

- Koppel uw vrijetijdsbestedingen aan uw interesses om uw motivatie te verhogen.
- Plan uw vrijetijdsbestedingen zoals professionele afspraken, zodat ze dezelfde belangrijkheid krijgen.
- Reserveer vaste tijdslots in uw agenda voor spontane activiteiten om tegemoet te komen aan de behoefte aan afwisseling.
- Gebruik de timerfunctie van uw smartphone om u te herinneren aan pauzes en de wisseling van activiteiten.
- Creëer een 'noodkist' met materialen voor verschillende vrijetijdsbestedingen, die u snel bij de hand heeft bij verveling of onrust.
- Varieer regelmatig uw vrijetijdsbestedingen om onderprikkeling en de daarmee gepaard gaande onrust te voorkomen.
- Integreer kleine succeservaringen in uw vrijetijdsbesteding, bijvoorbeeld door het leren van een nieuw instrument of een nieuwe sport.
- Verbind uw vrijetijdsbestedingen met sociale contacten om uw behoefte aan uitwisseling en verbondenheid te vervullen.
- Reflecteer regelmatig op welke vrijetijdsbestedingen u echt goed doen en welke u eerder uitputten.
- Zorg ervoor dat uw omgeving uw vrijetijdsbestedingen ondersteunt, bijvoorbeeld door een comfortabele leesstoel of een goed georganiseerde gereedschapskist.
- Gebruik uw vrije tijd om nieuwe vaardigheden te leren en uw interesses te verdiepen.
- Sta uzelf toe om af en toe niets te doen en van de rust te genieten.
- Wees open voor nieuwe ervaringen en probeer ook eens ongebruikelijke vrijetijdsbestedingen uit.

Terugblik - 4. Dagelijkse coping

Dagelijkse coping met ADHD vereist een individuele en flexibele aanpak. De eerste stap is om je bewust te worden van je eigen uitdagingen en deze te accepteren, in plaats van ertegen te vechten. Accepteer dat organisatie, tijdmanagement en focus je mogelijk moeilijker afgaan dan anderen. Dit is geen persoonlijke mislukking, maar een gevolg van de neurobiologische bijzonderheden van ADHD. Vanuit deze acceptatie kun je strategieën ontwikkelen die je helpen om je dagelijks leven effectiever vorm te geven.

Een centraal aspect is de structurering. Creëer vaste routines en gebruik visuele hulpmiddelen zoals kalenders, to-do-lijsten en etiketten. Verdeel grote taken in kleinere, beheersbare stappen en plan regelmatige pauzes in. Deze structurering kan je in het begin omslachtig lijken, maar op de lange termijn zal het je helpen om overweldiging te vermijden en je energie effectiever in te zetten. Experimenteer met verschillende organisatie-methoden en ontdek welke het beste bij je past. Vergeet niet dat er geen universele oplossing is en dat je je systeem steeds opnieuw moet aanpassen aan je behoeften.

Sociale interactie speelt ook een belangrijke rol bij de dagelijkse coping. Open communicatie met je partner, familie en vrienden over je ADHD en de bijbehorende uitdagingen kan leiden tot meer begrip en ondersteuning. Wees niet bang om je behoeften te verwoorden en om hulp te vragen. Tegelijkertijd is het belangrijk om actief te werken aan positieve sociale contacten. Neem deel aan hobby's die je leuk vindt en waar je gelijkgestemden kunt ontmoeten. Sociale integratie versterkt je zelfvertrouwen en kan je helpen om beter om te gaan met de uitdagingen van ADHD.

Uitdagingen en tegenslagen zijn onvermijdelijk. Vooral in stressvolle periodes of na mislukkingen hebben we de neiging om van onze routines af te wijken en in oude gedragspatronen terug te vallen. Wees mild voor jezelf en beschouw tegenslagen als leermogelijkheden. Reflecteer regelmatig op je aanpak, identificeer moeilijkheden en pas je strategieën dienovereenkomstig aan. Zoek ondersteuning bij professionals, zelfhulpgroepen of in de uitwisseling met andere betrokkenen. De weg naar succesvolle dagelijkse coping met ADHD is een continu proces dat geduld, doorzettingsvermogen en zelfreflectie vereist. Maar met de juiste strategieën en de nodige ondersteuning kun je je dagelijks leven beheersen en je kwaliteit van leven aanzienlijk verbeteren. Focus op je sterke punten, vier je successen en geloof in jezelf – je bent sterker dan je denkt!

5. Zelfmanagement

Kent u het gevoel door uw eigen gedachten en taken overweldigd te worden? Mensen met ADHD staan dagelijks voor de uitdaging om hun innerlijke en uiterlijke wereld te structureren. De sleutel tot een succesvolle omgang met ADHD ligt in de ontwikkeling van persoonlijke strategieën en routines. Het gaat niet alleen om to-do-lijsten en tijdschema's, maar om een diepgaand begrip van de eigen werking. In dit hoofdstuk ontdekt u praktijkgerichte methoden die uw dagelijks leven merkbaar zullen vergemakkelijken.

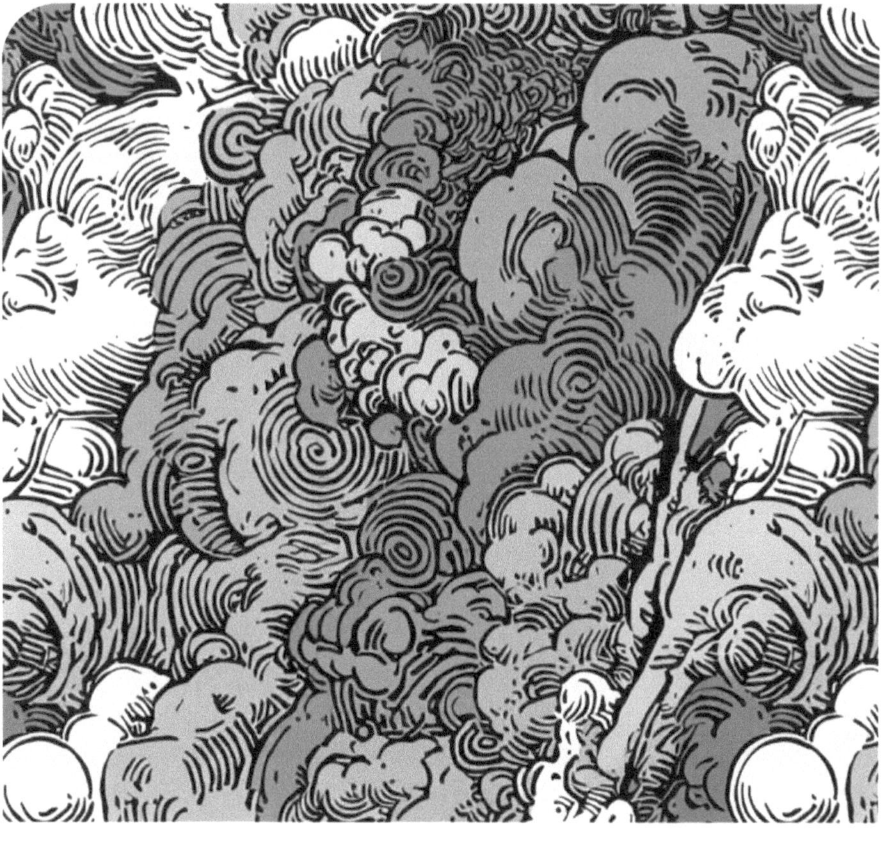

5. 1 Organisatiemethoden

Organisatie is voor volwassenen met ADHD vaak een centrale uitdaging in het dagelijks leven en op het werk. Vergeten afspraken, achtergebleven taken en inefficiënt tijdmanagement leiden tot stress en beïnvloeden de prestaties. Dit hoofdstuk biedt u praktische methoden voor het structureren van uw dagelijks leven, van het plannen van afspraken en het stellen van prioriteiten tot het organiseren van werkmaterialen. Ontdek strategieën die u helpen uw doelen effectief te bereiken en uw middelen optimaal te benutten.

Voor effectief zelfmanagement bij ADHD is het regelmatig onderhouden en bijwerken van organisatiesystemen, zoals agenda's en takenlijsten, cruciaal, aangezien kennis alleen niet voldoende is, maar de herhaalde oefening van de geleerde vaardigheden leidt tot geautomatiseerde, adaptieve gedragingen.

Planning

Planning is often a challenge for adults with ADHD. Difficulties with time organization manifest in procrastination and missed appointments [s88]. A functioning calendar and task list system forms the basis for effective self-organization [s89]. Calendars and task lists help maintain an overview of appointments, schedules, and tasks. These systems should be updated at least once a day [s89]. Comparable to a clock that needs to be wound regularly to function correctly, these systems also require constant maintenance. Interventions to improve organizational skills provide strategies for effectively managing time and materials [s88]. Patients learn to handle calendars, create to-do lists, and monitor progress [s90]. These interventions lead to improvements in the organization of materials, time management, and planning [s88]. Additionally, organizing the daily routine, for example through a structured morning routine, can help free up time and mental energy for the rest of the day [s91]. By completing everyday tasks in the morning—such as preparing meals or packing a bag—cognitive effort throughout the day is reduced. Meta-cognitive therapy also offers strategies for self-organization that combine cognitive and behavioral therapeutic elements

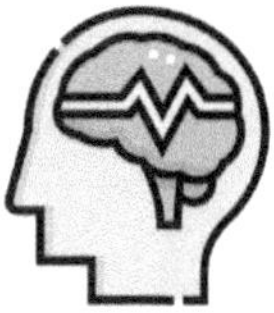

[s92]. Compensatory skills are introduced and repeated to address the core symptoms of ADHD [s93]. Pure knowledge transfer (psychoeducation) is not sufficient [s93]. Repeated practice of the learned skills is crucial to automate adaptive behaviors and improve performance [s93]. By combining various approaches—from using calendars and to-do lists to structured morning routines and meta-cognitive strategies—adults with ADHD can optimize their planning and thus contribute to a reduction in ADHD symptoms [s88]. Constantly reviewing the task list minimizes stress from forgotten tasks and maximizes control over one's time [s89].

Goed om te weten

Adaptieve Gedragingen

Adaptieve gedragingen in de context van ADHD en organisatiemethoden verwijzen naar aangeleerde strategieën en vaardigheden die het de betrokkenen mogelijk maken om hun uitdagingen in het dagelijks leven beter aan te pakken. Dit omvat bijvoorbeeld het naleven van afspraken, het structureren van taken en het effectief gebruiken van organisatiehulpmiddelen.

Meta-cognitieve Therapie

De meta-cognitieve therapie kan volwassenen met ADHD helpen hun organisatorische vaardigheden te verbeteren door strategieën voor zelfregulatie en zelfcontrole aan te bieden. Door de combinatie van cognitieve en gedragstherapeutische elementen worden de betrokkenen ondersteund in het reflecteren op en veranderen van hun gedachten, gevoelens en gedragingen met betrekking tot organisatie.

Procrastinatie

Het uitstellen van taken kan bij volwassenen met ADHD leiden tot problemen bij het plannen van afspraken en het uitvoeren van taken. Organisatiemethoden kunnen helpen om procrastinatie te overwinnen door duidelijke structuren en strategieën voor taakbeheer te bieden.

Planningseffectiviteit in de tijd

Illustreert de impact van organisatiemethoden op het voltooien van taken in de tijd voor volwassenen met ADHD.

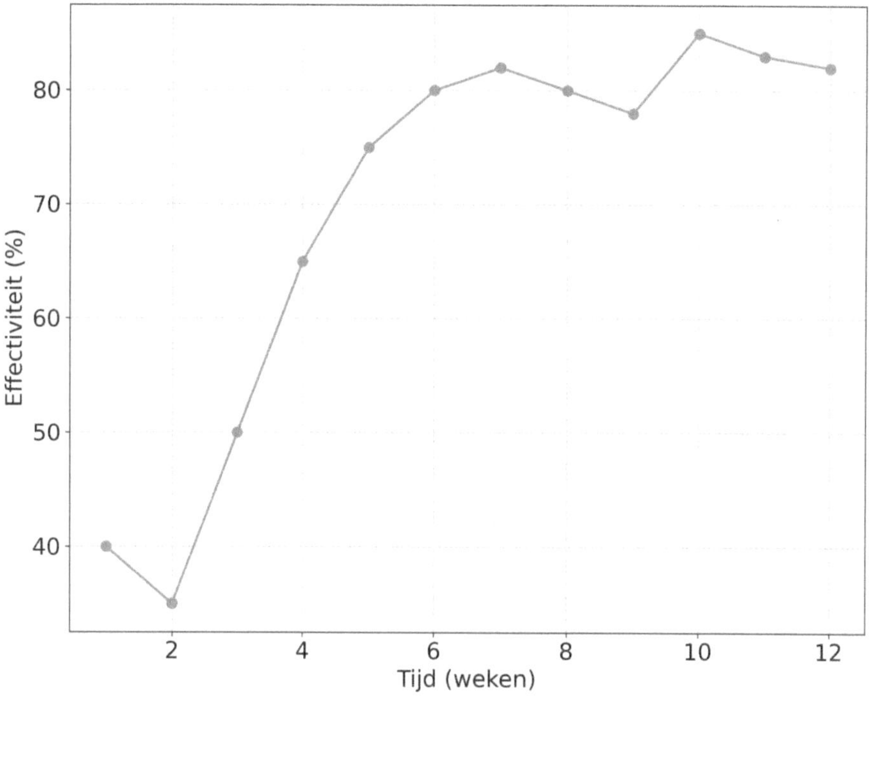

De initiële daling in effectiviteit vertegenwoordigt de typische worsteling met het aanpassen aan nieuwe methoden. De daaropvolgende stijging toont verbeterd tijdmanagement en taakvoltooiing naarmate de persoon meer vertrouwd en bekwaam raakt met de strategieën. Het plateau suggereert dat een stabiel niveau van effectiviteit is bereikt, wat de langetermijnvoordelen van consistente organisatiemethoden benadrukt. Mogelijke fluctuaties later kunnen wijzen op externe stressoren of de noodzaak om de gekozen strategieën aan te passen.

Prioriteiten stellen

Prioriteiten stellen helpt om de focus op de belangrijkste taken te richten en zo de beschikbare tijd en energie optimaal te benutten. Objectieve criteria zijn daarbij essentieel om prioriteiten begrijpelijk en transparant vast te stellen [s94]. In plaats van zich te laten leiden door schijnbare urgentie, zouden de taken beoordeeld moeten worden op hun werkelijke betekenis voor de eigen doelen. Tijd- en middelenbeperkingen spelen ook een belangrijke rol bij de keuze van de juiste prioriteringsmethode [s94]. Een complexe methode met meerdere beoordelingsstappen kan bijvoorbeeld ongeschikt zijn voor kortetermijnprojecten die overzichtelijk zijn, terwijl deze nuttig kan zijn voor langetermijnstrategieën. De beoordeling van de impact van de prioriteringsprocessen maakt het mogelijk om de toegepaste methoden continu te verbeteren en aan te passen aan de individuele behoeften [s94]. Een regelmatige herziening van de vastgestelde prioriteiten – bijvoorbeeld wekelijks of maandelijks – zorgt ervoor dat deze nog steeds overeenkomen met de huidige doelen en indien nodig kunnen worden aangepast. Het betrekken van verschillende perspectieven kan de besluitvorming verrijken en de acceptatie van de vastgestelde prioriteiten vergroten [s94]. Binnen een team kunnen bijvoorbeeld gezamenlijke doelen transparanter worden gedefinieerd en kan de taakverdeling worden geoptimaliseerd.

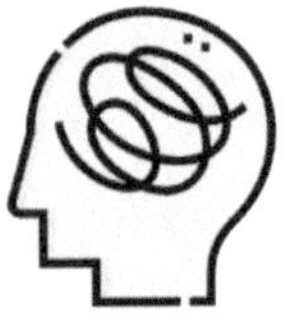

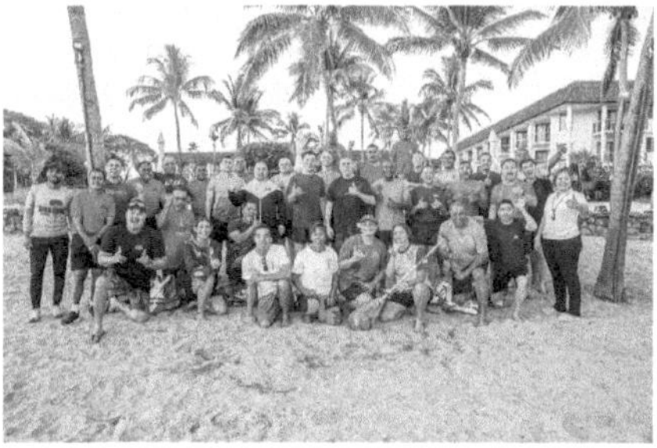

Team [i60]

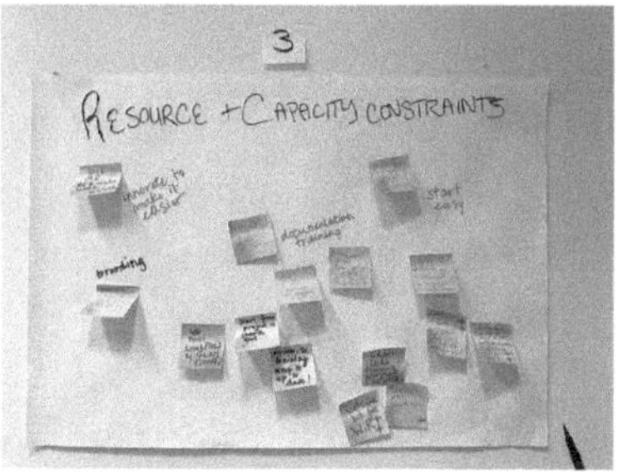

Beperkte middelen [i61]

Goed om te weten

Criteria

Criteria helpen mensen met ADHD om hun taken objectief te beoordelen en zo realistische prioriteiten te stellen, in plaats van zich door impulsen of emoties te laten leiden. Ze kunnen bijvoorbeeld worden gesorteerd op belangrijkheid, urgentie of inspanning.

Middelenbeperking

Het rekening houden met middelenbeperkingen, zoals tijd, energie en concentratie, is bij ADHD bijzonder belangrijk, omdat deze middelen vaak beperkt zijn. Door realistische planning en het vermijden van overbelasting kunnen frustratie en mislukkingen worden voorkomen.

Prioriteiten stellen

Bij ADHD is prioriteiten stellen belangrijk om de focus op de echt relevante taken te richten en zo overbelasting en stress te verminderen. Door prioriteiten te stellen kan men de beperkte aandacht en energie gerichter inzetten en zo de productiviteit verhogen.

Prioriteringsproces

De reflectie op de prioriteringsprocessen helpt mensen met ADHD om hun organisatie voortdurend te verbeteren. Door hun toegepaste strategieën regelmatig te herzien en aan te passen, kunnen ze hun effectiviteit maximaliseren en hun zelfmanagementvaardigheden verder ontwikkelen.

Taakprioriteringstrategieën

Effectiviteit van verschillende taakprioriteringsmethoden.

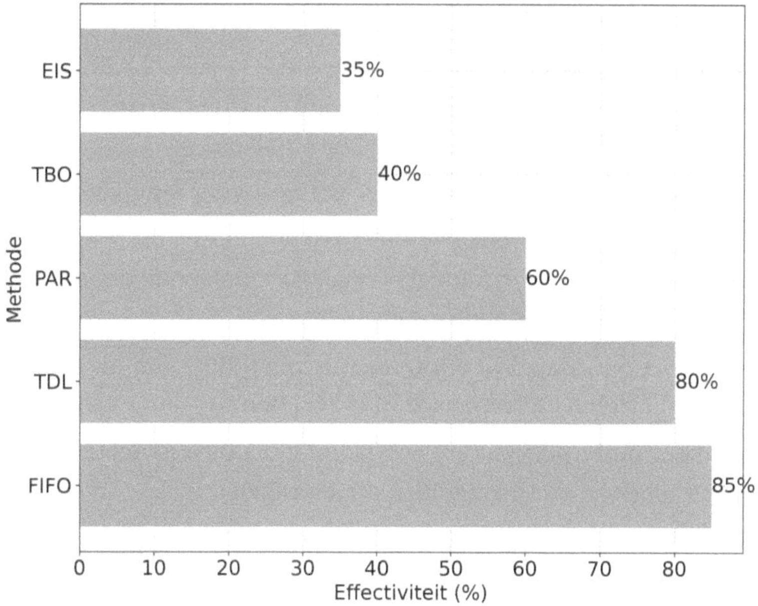

EIS: Eisenhower Matrix

PAR: Pareto Principe

TDL: Basis Takenlijsten

FIFO: Eerst In, Eerst Uit

TBO: Timeboxing

De grafiek benadrukt de variërende effectiviteit van verschillende prioriteringsmethoden voor volwassenen met ADHD. 'Eisenhower Matrix' en 'Timeboxing' tonen een hogere effectiviteit, wat suggereert dat ze nuttig zijn bij het beheren van taken en het verminderen van overweldiging. Hoewel het 'Pareto Principe' matig effectief is, vertonen eenvoudigere methoden zoals 'Basis Takenlijsten' en 'FIFO' een lagere effectiviteit, mogelijk door een gebrek aan structuur en flexibiliteit die nodig zijn voor ADHD-management.

Concrete adviezen

- Gebruik verschillende kleuren kalenders voor verschillende levensgebieden om het overzicht te behouden.
- Ken prioriteiten toe aan uw taken door deze volgens het Eisenhower-principe (belangrijk/dringend) in categorieën in te delen.
- Maak een 'Als-Dan-lijst' voor terugkerende taken om handelingen te automatiseren (bijv.: 'Als de wasmand vol is, dan de was doen').
- Gebruik de herinneringsfunctie van uw smartphone om u te herinneren aan belangrijke afspraken en taken.
- Zorg ervoor dat al het benodigde materiaal voor terugkerende taken op een vaste plek klaar ligt om zoektijd te minimaliseren.
- Verdeel grote taken in kleinere, beheersbare stappen om de start te vergemakkelijken en motivatie te winnen.
- Visualiseer uw dagelijkse routine met een tijdlijn om uw tijdplanning te optimaliseren en realistisch in te schatten.
- Integreer bufferperiodes in uw planning om onverwachte gebeurtenissen en vertragingen op te vangen.
- Reflecteer regelmatig op uw organisatie-methoden en pas deze aan uw behoeften aan.
- Gebruik een whiteboard of prikbord om uw taken en afspraken visueel weer te geven en de voortgang te volgen.
- Beloon uzelf na het voltooien van taken om uw motivatie te verhogen en positieve associaties met organisatie te creëren.
- Deel ervaringen met anderen over bewezen organisatie-methoden en laat u inspireren.
- Creëer een vaste routine voor de start van de week om de komende week te plannen en te structureren.

5. 2 Emotieregulatie

Emotieregulatie is een centraal onderdeel van zelfmanagement, vooral voor volwassenen met ADHD. Moeilijkheden op dit gebied uiten zich in impulsieve reacties, sterke stemmingswisselingen en problemen in de omgang met intense gevoelens. Dit leidt vaak tot beperkingen in sociale interacties, op het werk en in het gezinsleven. Dit gedeelte belicht de uitdagingen van emotieregulatie bij ADHD en de impact ervan op het dagelijks leven. Ontdek hoe u uw emoties beter kunt begrijpen en beheersen om meer stabiliteit en welzijn te bereiken.

Emotieregulatie is een dynamisch proces van emoties en cognitieve controlemechanismen, dat door oefening en ondersteuning kan worden verbeterd en positieve effecten heeft op verschillende levensgebieden.

Impulscontrole

Impulscontrole beschrijft het vermogen om reacties op prikkels te remmen of uit te stellen. Bij ADHD is dit vermogen vaak aangetast, wat zich kan uiten in verschillende gedragingen, waaronder moeite met het onderdrukken van impulsieve uitingen of handelingen. Dit kan leiden tot problemen in sociale interacties, op het werk en in de familie. [s95] Moeilijkheden met impulscontrole kunnen ook invloed hebben op de emotie-regulatie, aangezien intense emoties vaak leiden tot impulsieve reacties. Zo kan bijvoorbeeld emotionele dysregulatie tijdens een rookstop leiden tot verhoogde impulsiviteit en verminderde emotionele helderheid, wat de kans op terugval vergroot. [s96] Mindfulness-training (MT) biedt een manier om de impulscontrole te verbeteren. Door gefocuste meditatie, zoals de aandacht op de adem, leert men afleidingen te minimaliseren en de aandacht gericht te sturen. [s97] De open monitoring, een andere techniek van MT, traint de waarneming van eigen emoties en gedachten zonder deze te beoordelen. Dit stelt in staat om automatische, impulsieve reacties te herkennen en alternatieve gedragingen te kiezen. In plaats van bijvoorbeeld in woede een ondoordachte opmerking te maken, kan men door MT leren om even stil te staan, de woede waar te nemen en vervolgens een doordachte reactie te formuleren. Het versterken van de impulscontrole door MT ondersteunt dus ook de emotie-regulatie en verbetert het algemene welzijn. [s97] [s98] MT bevordert het vermogen om emotionele toestanden als tijdelijk te beschouwen en vermindert zo de neiging om impulsief op deze te reageren. [s98] De door MT verbeterde impulscontrole kan een positieve invloed hebben op verschillende levensgebieden, van interpersoonlijke relaties tot professioneel succes. De impulscontrole is nauw verbonden met de functie van de prefrontale cortex (PFC). [s99] Dit hersengebied is verantwoordelijk voor het remmen van ongepaste gedragingen. Een aangetaste functie van de PFC, zoals die voorkomt bij ADHD, kan leiden tot impulsiviteit en hyperactiviteit. In het bijzonder speelt de rechter inferieure regio van de PFC een belangrijke rol bij gedragsremming, terwijl de ventromediale regio verantwoordelijk is voor emotie-regulatie. Een zwakte in deze gebieden kan emotionele dysregulatie en impulsieve handelingen bevorderen. [s99] Neurotransmitters zoals noradrenaline en dopamine beïnvloeden de functie van de PFC. Een optimale balans van deze neurotransmitters is essentieel voor een adequate impulscontrole. Zowel een tekort als een overschot kan de impulscontrole aantasten. [s99]

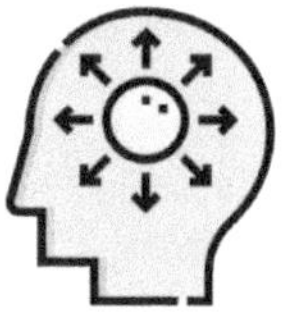

Medicijnen die de signaaloverdracht van deze neurotransmitters in de PFC moduleren, kunnen de impulscontrole en andere ADHD-symptomen verbeteren. [s99] De nauwe verbinding tussen impulscontrole, emotie-regulatie en de functie van de PFC benadrukt de complexiteit van ADHD en de noodzaak van een multimodale behandelingsaanpak. Emotionele dysregulatie is wijdverspreid bij ADHD en kan zich uiten in overmatige emotionele uitbarstingen, snelle stemmingswisselingen en een ongepaste focus op emotionele prikkels. [s95] Deze moeilijkheden kunnen leiden tot beperkingen in sociale relaties, gezinsleven en op het werk. [s95] Hoewel behandelingen voor ADHD ook de emotionele dysregulatie kunnen verbeteren, is een gerichte behandeling van deze symptomen vaak noodzakelijk. [s95] ADHD en borderline persoonlijkheidsstoornis (BPS) vertonen een hoge comorbiditeit en impulsiviteit is een van de dimensies met de grootste overlap tussen beide stoornissen. [s100] Volwassenen met ADHD en BPS vertonen hogere waarden van Trait-Impulsiviteit in vergelijking met gezonde controlegroepen. [s100] Emotionele dysregulatie, een centraal kenmerk van BPS, komt ook vaak voor bij ADHD en uit zich op een vergelijkbare manier, onder andere door verhoogde instabiliteit en intensiteit van negatieve emoties. [s100] De Trait-Emotionele Dysregulatie is bij BPS en ADHD+BPS hoger dan bij ADHD alleen. [s100] Dit suggereert dat impulsiviteit en emotionele dysregulatie bij BPS nauw met elkaar verbonden zijn. [s100] De neuropsychologische basis van de emotie-regulatie-deficiënties bij ADHD en BPS is nog grotendeels onontgonnen, waarbij de "Affectivity-Hypothese" steeds belangrijker wordt. [s100]

Interpersoonlijke problemen, die zowel bij BPS als bij ADHD vaak voorkomen, staan in verband met emotionele dysregulatie en impulsiviteit. [s100]

Goed om te weten

Affectivity-Hypothese

De Affectivity-Hypothese stelt dat moeilijkheden in de emotie-regulatie de basis vormen voor veel problemen bij ADHD en BPS, inclusief impulsiviteit en interpersoonlijke conflicten.

Mindfulness-training

Mindfulness-training kan volwassenen met ADHD helpen om hun aandacht te focussen en hun reacties op emoties te beheersen, door te leren hun gevoelens zonder beoordeling te observeren.

Prefrontale Cortex

De prefrontale cortex speelt een cruciale rol bij impulscontrole en emotie-regulatie. Bij volwassenen met ADHD kan een veranderde functie van dit hersengebied leiden tot moeilijkheden bij het beheersen van impulsen en emoties.

Trait-Emotionele Dysregulatie

De Trait-Emotionele Dysregulatie verwijst naar een aanhoudende kwetsbaarheid voor intense en moeilijk controleerbare emoties. Deze is zowel bij ADHD als bij BPS verhoogd en kan leiden tot impulsief gedrag.

Trait-Impulsiviteit

Trait-Impulsiviteit beschrijft een blijvende neiging tot impulsief gedrag. Volwassenen met ADHD en/of BPS vertonen vaak hogere waarden van Trait-Impulsiviteit, wat kan leiden tot moeilijkheden in verschillende levensgebieden.

Impulsbeheersing en Emotieregulatie bij Volwassenen met ADHD

Frequentie en intensiteit van impulsen vs. niveau van beheersing.

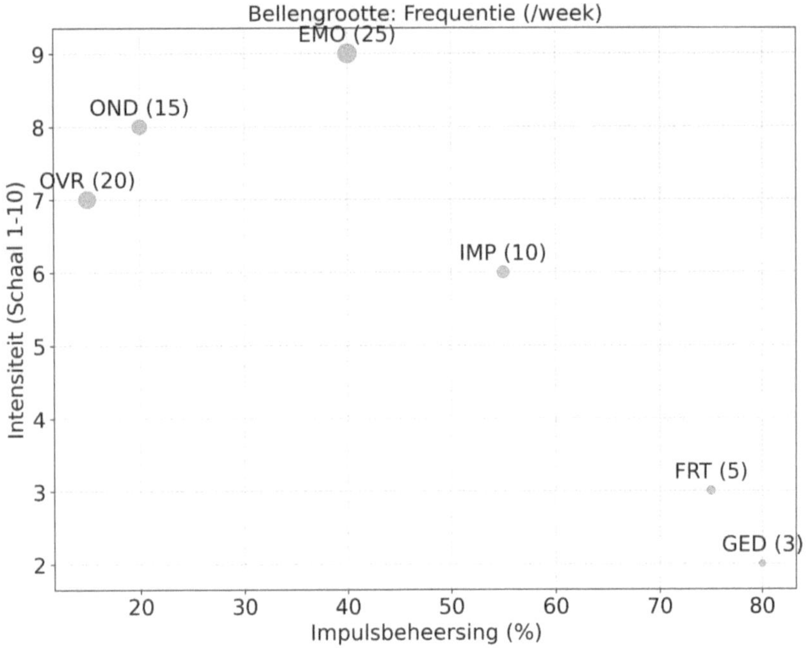

Blasengröße: Frequentie (/week)

EMO: Emotionele Uitbarstingen

GED: Gedachtenraces

OND: Onderbreken

FRT: Friemelen

IMP: Impulsief Kopen

OVR: Overreageren

Deze grafiek visualiseert de wisselwerking tussen impulsfrequentie, intensiteit en beheersing. Grotere bellen vertegenwoordigen frequentere impulsen. Een hogere y-as positie geeft een grotere intensiteit aan. De x-as weerspiegelt het niveau van beheersing, waarbij hogere waarden duiden op betere beheersing. Clusters van bellen in specifieke gebieden markeren veelvoorkomende patronen, zoals frequente, intense impulsen met lage beheersing, of minder frequente, milde impulsen met hogere beheersing. De verdeling van de bellen kan inzicht bieden in de uitdagingen en successen bij het beheersen van impulsiviteit en emotieregulatie bij volwassenen met ADHD.

Stemmingsmanagement

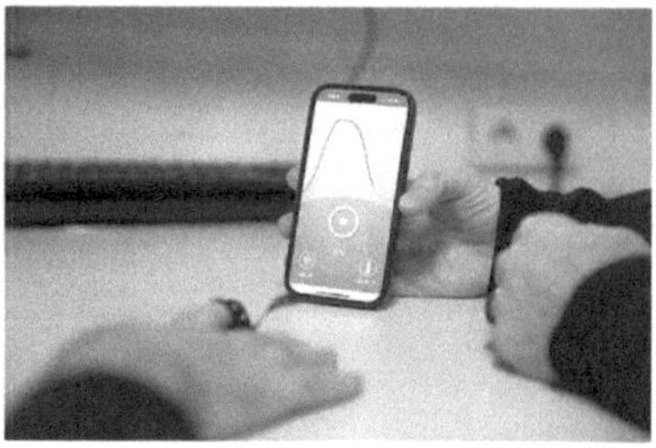

Cognitieve Controle [i62]

Stemmingsmanagement vormt een belangrijke taak voor volwassenen met ADHD. Naast de bekende strategieën zoals mindfulness training, biedt regelmatige lichaamsbeweging een andere benadering om emotionele reacties te beheersen en de algemene capaciteit voor emotie-regulatie te versterken [s101]. Sport en beweging bevorderen de ontwikkeling van zelfregulatievaardigheden, die op hun beurt de basis vormen voor een stabieler omgaan met emoties [s101]. Door de verbeterde cognitieve controle en flexibiliteit, die door regelmatige training wordt bereikt, kunnen emotionele reacties beter worden ingeschat en indien nodig aangepast [s101]. Regelmatig joggen kan niet alleen de fysieke fitheid verbeteren, maar ook de emotionele veerkracht in het dagelijks leven verhogen. Een ander belangrijk aspect van het stemmingsmanagement bij ADHD komt naar voren in verband met middelengebruik. Studies tonen aan dat mensen met verslavingsziekten in vergelijking met personen zonder middelenmisbruik aanzienlijk grotere moeilijkheden hebben met emotie-regulatie [s102]. Ze hebben de neiging om emoties te onderdrukken in plaats van ze te verwerken en opnieuw te evalueren [s102]. Het gerichte bevorderen van adequate strategieën voor emotie-regulatie kan daarom de kans op succes van verslavingsbehandelingen verbeteren [s102]. Dit onderstreept het belang van een uitgebreide therapiebenadering die zowel de verslavingsziekte als de onderliggende moeilijkheden in het omgaan met emoties in overweging neemt.

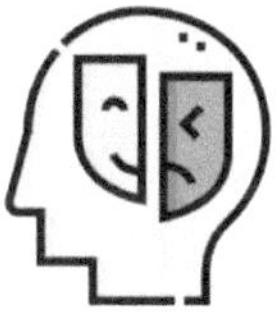

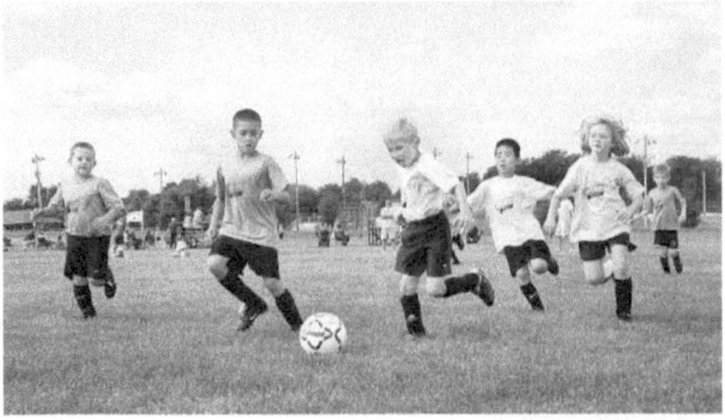

Lichaamsbeweging [i63]

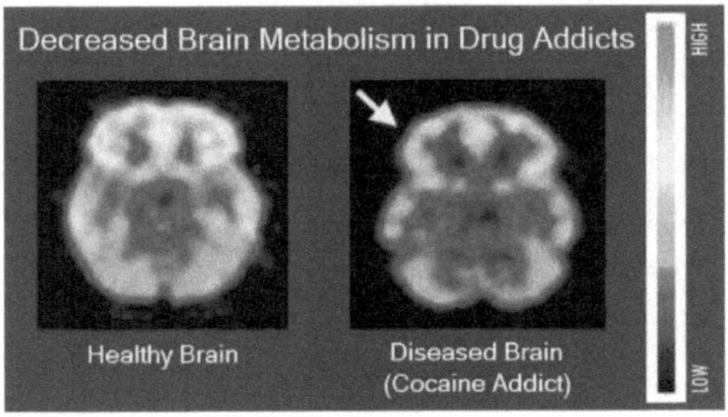

Verslavingen [i64]

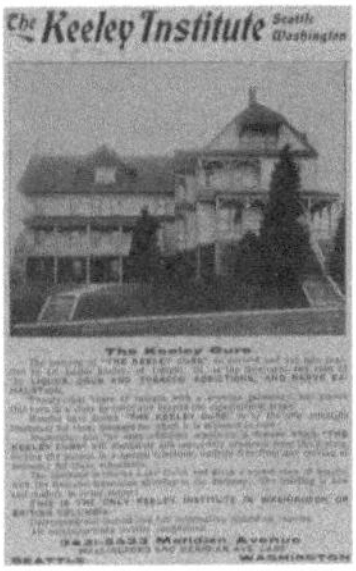

Verslavingstherapie [i65]

Goed om te weten

Cognitieve Controle

Cognitieve controle beschrijft het vermogen om gedachten, aandacht en handelingen doelgericht te sturen. Bij volwassenen met ADHD kan een beperkte cognitieve controle leiden tot moeilijkheden bij emotie-regulatie, omdat het moeilijker is om impulsieve reacties op emotionele prikkels te onderdrukken.

Middelenmisbruik

Middelenmisbruik beschrijft het overmatige en schadelijke gebruik van stoffen die verslavend kunnen zijn. Bij ADHD kan middelenmisbruik dienen als een poging tot zelfmedicatie voor emotie-regulatie, maar verergert het de onderliggende problemen.

Mindfulness Training

In de context van ADHD bij volwassenen kan mindfulness training helpen de waarneming van eigen emoties te verfijnen en impulsieve reacties te verminderen door te leren in het huidige moment te blijven zonder de emoties te beoordelen.

Verslavingsziekten

Verslavingsziekten komen vaker voor bij volwassenen met ADHD dan in de algemene bevolking. Het gebruik van verslavende middelen kan op korte termijn een schijnbare emotie-regulatie bieden, maar op lange termijn de moeilijkheden in het omgaan met emoties verergeren en leiden tot afhankelijkheid.

Stemmingswisselingen gedurende de dag

Illustratief voorbeeld van stemmingsvariaties bij volwassenen met ADHD gedurende een typische dag.

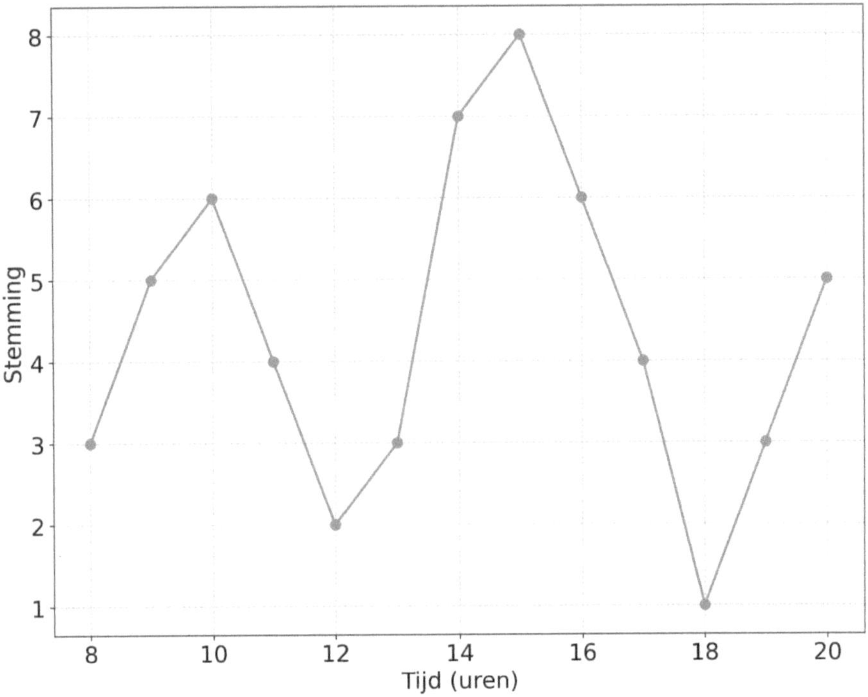

Deze grafiek toont de fluctuerende aard van de stemming die vaak wordt ervaren bij ADHD. De pieken vertegenwoordigen periodes van hoge energie of opwinding, terwijl de dalen een lage stemming aangeven, mogelijk gepaard gaand met vermoeidheid of prikkelbaarheid. De snelle veranderingen benadrukken de uitdagingen in emotieregulatie en de impact op het dagelijks leven.

Zelfkalmering

Zelfkalmering, het vermogen om emotionele opwinding te verminderen en terug te keren naar een evenwichtige staat, is van bijzonder belang voor volwassenen met ADHD. Naast de eerder genoemde methoden zoals sport en achtsamkeitstraining, biedt muziektherapie veelbelovende mogelijkheden [s103]. Actieve muziektherapie, waarbij de betrokkenen zelf muziek maken, kan de verbinding tussen de hersenhelften verbeteren en zo de zelfwaarneming en sociale vaardigheden bevorderen [s103]. Samen muziek maken in een groep kan bijvoorbeeld het empathisch vermogen versterken en nieuwe manieren van non-verbale communicatie openen. Passieve muziektherapie, het luisteren naar geselecteerde muziekstukken, kan een positieve invloed hebben op aandacht en gedrag [s103]. Hierbij dient muziek niet primair ter afleiding, maar voor de gerichte modulatie van emotionele en cognitieve toestanden [s103]. In het bijzonder lijken ritmische elementen in de muziek de waarneming en controle van de eigen timing te verbeteren, wat op zijn beurt gunstig kan zijn voor de zelfregulatie [s103]. Het luisteren naar muziek met een duidelijke, regelmatige beat kan helpen om innerlijke onrust te verminderen en een staat van emotionele balans te bereiken. De integratie van

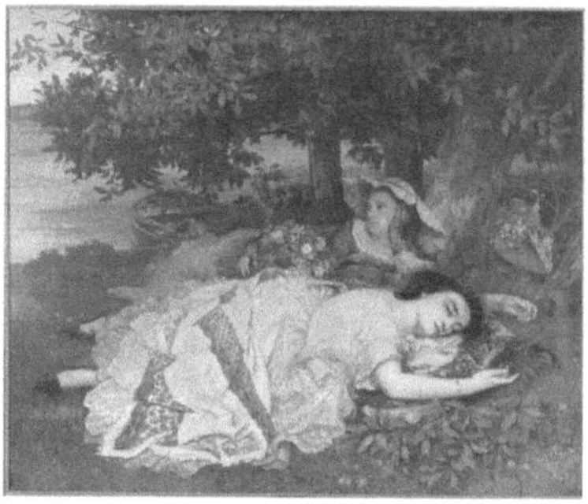

Ontspanningstechnieken [i66]

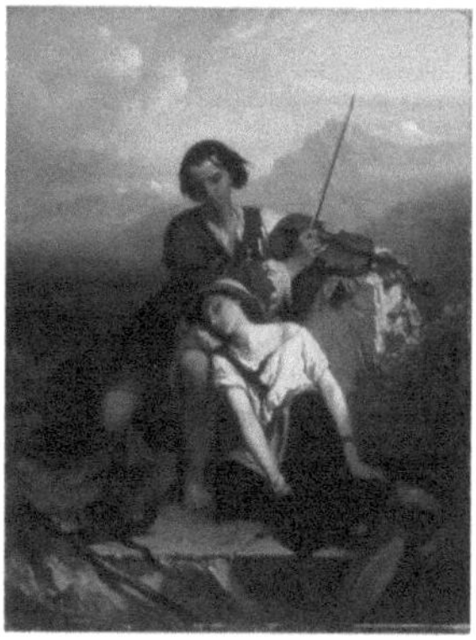

Muziektherapie [i67]

muziektherapie in een multimodale behandelingsplan kan de zelfkalmeringsvaardigheden van volwassenen met ADHD uitbreiden en zo bijdragen aan een verbeterde emotionele regulatie in het dagelijks leven [s103]. Bovendien is emotionele zelfregulatie een dynamisch proces dat wordt aangestuurd door de interactie tussen emoties en kognitiven controlemechanismen [s104]. Dit proces omvat verschillende hiërarchisch geordende vaardigheden, van de waarneming van eigen emoties tot cognitieve en gedragsstrategieën [s104]. De ontwikkeling van deze vaardigheden vereist actieve betrokkenheid en ondersteuning door empathische referentiepersonen die als mentoren kunnen fungeren [s104]. Door middel van rolmodellen, verbale instructies en rollenspellen kunnen nieuwe vaardigheden worden aangeleerd en toegepast in emotioneel uitdagende situaties [s104]. Het oefenen van ontspanningstechnieken in een beschermde omgeving kan bijvoorbeeld de basis leggen voor het omgaan met stress in het dagelijks leven. Het vermogen om emoties te reguleren heeft niet alleen invloed op gedrag, maar kan ook fysiologische mechanismen beïnvloeden die verband houden met voedselinname en het verzadigingsgevoel [s105]. Kinderen met moeilijkheden in de emotionele regulatie hebben een verhoogd risico om overgewicht te ontwikkelen [s105]. Dit onderstreept het belang van vroege bevordering van emotionele zelfregulatie, die ook op volwassen leeftijd positieve effecten kan hebben op verschillende levensgebieden [s105] [s104].

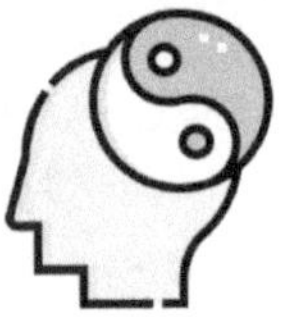

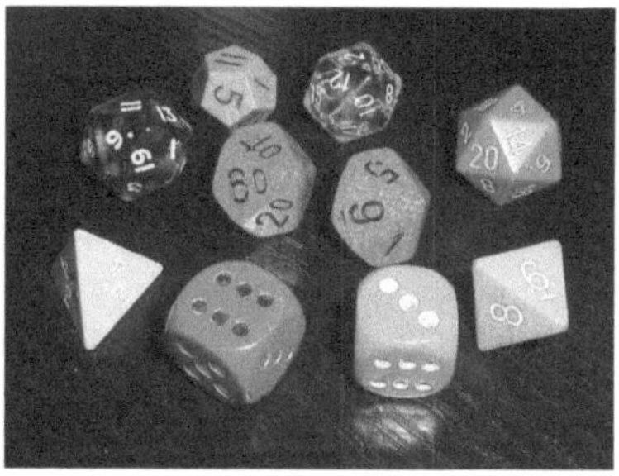

Rollenspel [i68]

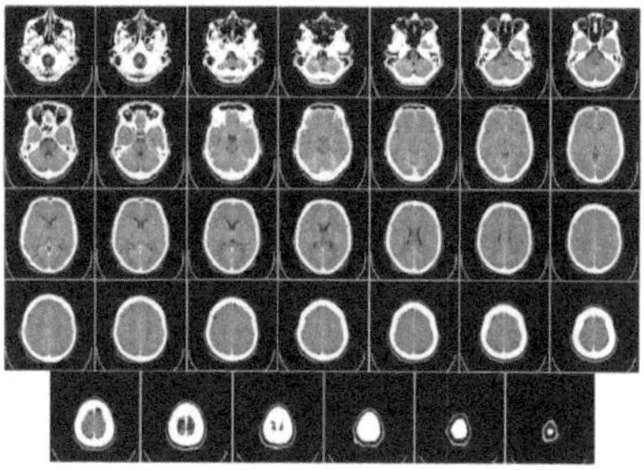

hersenen [i69]

Goed om te weten

Multimodaal

Een multimodaal behandelingsplan combineert verschillende therapiebenaderingen om de emotionele regulatie bij ADHD op volwassen leeftijd te verbeteren. Het kan bijvoorbeeld een combinatie van medicamenteuze behandeling, gedragstherapie en ontspanningstechnieken omvatten om aan de individuele behoeften te voldoen.

Muziektherapie

Muziektherapie kan bij ADHD op volwassen leeftijd helpen om emoties te reguleren door de zelfwaarneming te verbeteren en alternatieve manieren van emotionele expressie te bieden. Zowel actief muziek maken als passief muziek luisteren kan kalmeren en emotionele toestanden positief beïnvloeden.

Zelfkalmering

Bij ADHD op volwassen leeftijd is zelfkalmering belangrijk om intense emoties te beheersen en emotionele stabiliteit te bereiken. Het helpt om om te gaan met de dagelijkse uitdagingen en stresssituaties die door ADHD kunnen ontstaan.

Effectiviteit van Zelf-Sustechnieken

Vergelijking van zelf-susmethoden voor volwassenen met ADHD

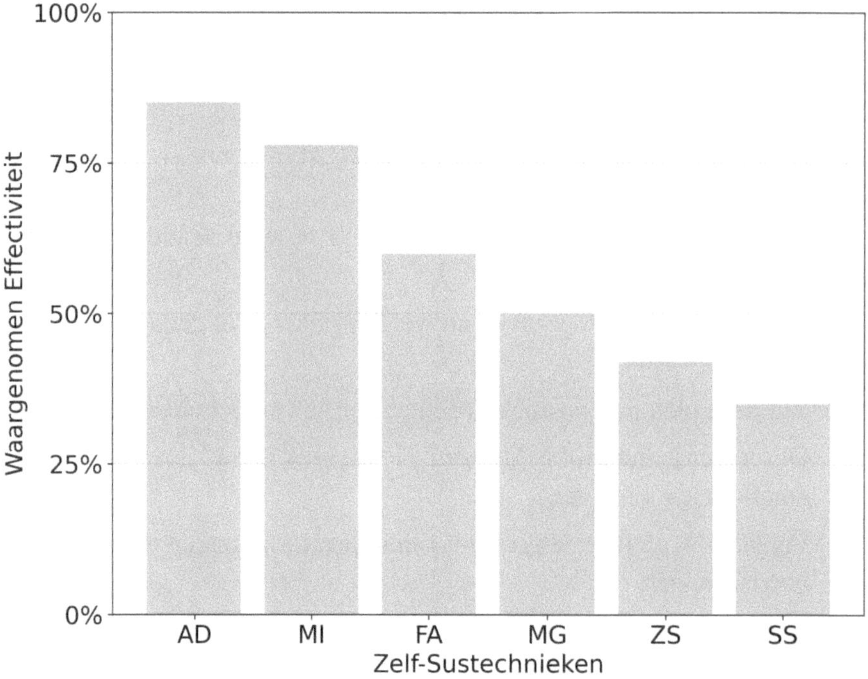

AD: Ademhalingsoefeningen
FA: Fysieke Activiteit
MG: Muziek / Geluiden
MI: Mindfulness
SS: Sensorische Stimulatie
ZS: Zelfspraak Positief

Deze grafiek illustreert de waargenomen effectiviteit van verschillende zelf-sustechnieken voor het beheersen van ADHD-gerelateerde emotionele disregulatie. Ademhalingsoefeningen en mindfulness oefeningen laten de hoogste gerapporteerde effectiviteit zien, wat hun potentieel als waardevolle hulpmiddelen suggereert. Hoewel lichaamsbeweging ook veelbelovend is, lijken technieken zoals positief zelfpraten en sensorische stimulatie minder impact te hebben op de bemonsterde personen. Dit benadrukt het belang van gepersonaliseerde benaderingen van zelf-sus, aangezien individuele reacties kunnen variëren.

Concrete adviezen

- Stel je voor dat je emoties als golven zijn die komen en gaan.
- Adem bewust in de golven in plaats van ertegen te vechten.
- Zoek een ankerpunt in de ruimte dat je verbindt met rust en kalmte.
- Richt je aandacht steeds weer op dit anker wanneer je emotionele turbulentie voelt.
- Ontwikkel een persoonlijk "noodpakket" voor emotionele uitzonderingssituaties.
- Vul het met dingen die je helpen om tot rust te komen: een favoriete foto, een geur, een steen.
- Creëer een "innerlijke plek van welzijn" waar je in gedachten naartoe kunt terugkeren.
- Vul deze plek met positieve beelden, geuren en geluiden.
- Observeer je innerlijke dialogen: Hoe spreek je met jezelf in emotionele momenten?
- Verander negatieve zelfgesprekken in positieve, ondersteunende boodschappen.
- Oefen om je emoties op een creatieve manier te uiten: schrijf, schilder of maak muziek.
- Verken de natuur als bron van rust: een wandeling in het bos kan wonderen doen.
- Vind je persoonlijke "resetknop": een activiteit die je helpt om je emoties te reguleren.

5. 3 Persoonlijkheidsontwikkeling

Persoonlijke ontwikkeling in het kader van zelfmanagement bij ADHD betekent het begrijpen en benutten van je eigen sterke en zwakke punten in de context van de diagnose. Je leert om te gaan met de uitdagingen die ADHD met zich meebrengt in het dagelijks leven en op het werk, zonder jezelf te veroordelen. Dit omvat de acceptatie van de diagnose, het bewust waarnemen van je eigen middelen en het ontwikkelen van individuele strategieën. ADHD brengt naast moeilijkheden ook onbenutte potentieel met zich mee. Zelfmanagement helpt om dit potentieel te activeren en in te zetten voor een vervullender leven. Het stelt je in staat om realistischere doelen te stellen en je energie effectief te kanaliseren. Ontdek hieronder hoe je door gerichte persoonlijke ontwikkeling je zelfmanagement kunt optimaliseren en je levenskwaliteit duurzaam kunt verbeteren.

Zelfacceptatie is de basis voor een authentiek en vervuld leven met ADHD.

Zelfacceptatie

Zelfacceptatie in de context van ADHD bij volwassenen betekent het erkennen en bevestigen van de eigen sterke en zwakke punten, inclusief de symptomen die voortkomen uit ADHD. Het gaat er niet om de moeilijkheden te negeren, maar ze als onderdeel van het eigen zelf te accepteren, zonder zichzelf daarvoor te veroordelen. Dit proces kan positief worden beïnvloed door de diagnose zelf. De diagnose biedt een verklaring voor tot nu toe onverklaarbaar gedrag en moeilijkheden, wat kan leiden tot een verbeterd zelfbeeld. Men begrijpt zichzelf beter en kan de eigen reacties en gedragingen in de context van ADHD plaatsen. Dit kan leiden tot een merkbare verlichting, te vergelijken met het vinden van een ontbrekend puzzelstukje dat plotseling het geheel compleet maakt. De diagnose kan ook schuld- en schaamtegevoelens verminderen die vaak gepaard gaan met de moeilijkheden in het dagelijks leven. In plaats van zichzelf te veroordelen voor de eigen tekortkomingen, kan men deze begrijpen als symptomen van een neurologische bijzonderheid. Vooral vrouwen melden een positieve verandering in hun zelfwaardering na de diagnose. Het besef dat de eigen uitdagingen te wijten zijn aan ADHD stelt hen in staat om zichzelf met meer mededogen te benaderen en minder kritisch naar zichzelf te kijken. Zelfacceptatie omvat ook het bewust waarnemen en waarderen van de eigen sterke punten, die vaak in de schaduw van de ADHD-symptomen staan. ADHD gaat vaak gepaard met creativiteit, spontaniteit en een hoog energieniveau. Deze eigenschappen kunnen, wanneer ze bewust worden ingezet en gekanaliseerd, waardevolle hulpbronnen zijn in het professionele en privéleven.

Een belangrijke stap naar zelfacceptatie is het actief omgaan met de eigen ADHD, zich informeren over de stoornis en strategieën ontwikkelen om de symptomen te beheersen. Dit betekent niet dat men zich moet veranderen om aan de verwachtingen van anderen te voldoen, maar dat men de eigen behoeften erkent en manieren vindt om met de

ADHD-gerelateerde moeilijkheden om te gaan, zodat men het eigen potentieel volledig kan ontplooien. Zelfacceptatie is een doorlopend proces dat tijd en geduld vereist. Het vormt de basis voor een authentiek en vervuld leven met ADHD. Een constructieve omgang met de diagnose kan de zelfacceptatie bevorderen en de weg effenen naar een positief zelfbeeld. De nieuw verworven helderheid over de eigen sterke en zwakke punten maakt het mogelijk om realistische doelen te stellen en de eigen hulpbronnen effectief in te zetten.

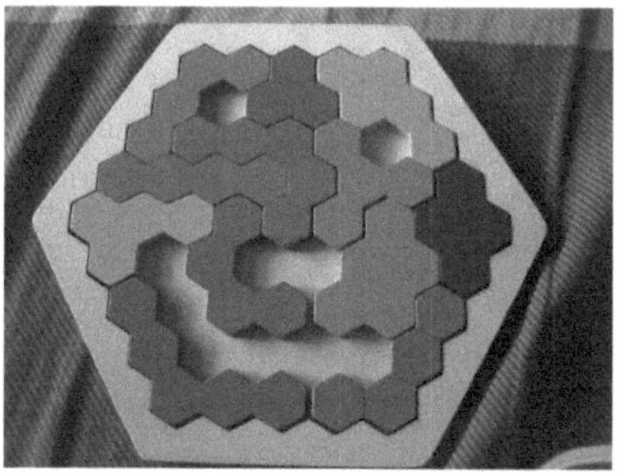

Puzzel [i70]

Goed om te weten

Authenticiteit

Authenticiteit in de context van ADHD betekent trouw blijven aan zichzelf en de eigen behoeften en waarden leven, zonder zich door de verwachtingen van anderen te laten buigen. Zelfacceptatie is de basis voor een authentiek leven met ADHD.

Zelfacceptatie

Zelfacceptatie bij ADHD betekent het erkennen van de eigen sterke en zwakke punten, inclusief de uitdagingen die voortkomen uit ADHD. Het is de basis voor positieve veranderingen en de opbouw van zelfwaardering, omdat het mogelijk maakt om milder en begripvoller met zichzelf om te gaan. Zelfacceptatie is essentieel voor een vervuld leven met ADHD.

Zelfwaardering

Zelfwaardering is de subjectieve beoordeling van de eigen persoonlijkheid en kan sterk worden beïnvloed door ADHD. Een positieve zelfwaardering is belangrijk voor de mentale gezondheid en kan worden versterkt door zelfacceptatie en een constructieve omgang met ADHD. Vooral voor vrouwen met ADHD kan de diagnose een positieve invloed hebben op de zelfwaardering.

Zelfacceptatie bij volwassenen met ADHD

Verdeling van zelfacceptatiegebieden.

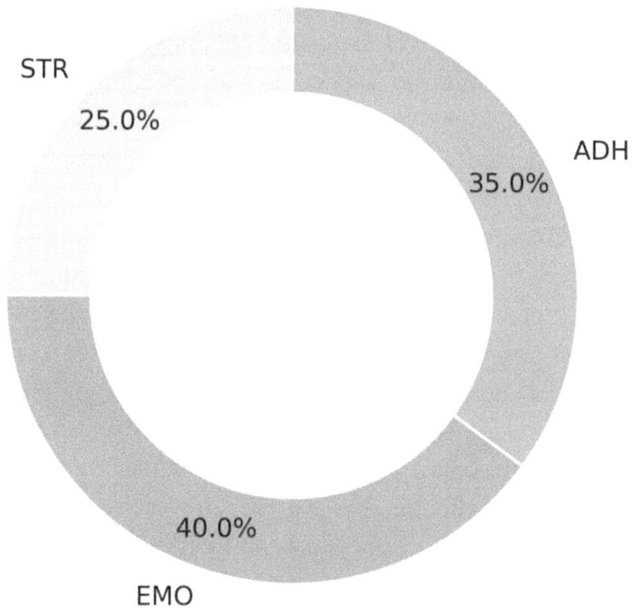

- ADH: Acceptatie van ADHD-eigenschappen
- EMO: Acceptatie van Emotionele Dysregulatie
- STR: Acceptatie van Sterke Punten

Deze grafiek benadrukt de onderlinge verbondenheid van zelfacceptatiefacetten bij volwassenen met ADHD. Hoewel het omarmen van ADHD-gerelateerde eigenschappen cruciaal is, is het niet de enige focus. Een aanzienlijk deel omvat het accepteren van emotionele regulatie-uitdagingen, wat de behoefte aan strategieën om emotionele intensiteit te beheersen benadrukt. Het herkennen en accepteren van persoonlijke sterke punten suggereert een gebied van potentiële veerkracht. Over het algemeen benadrukken de gegevens een holistische benadering van zelfacceptatie, die ADHD-specifieke eigenschappen, emotionele ervaringen en individuele sterke punten omvat.

Activatie van hulpbronnen

Activatie van hulpbronnen bij ADHD op volwassen leeftijd beschrijft het identificeren, gebruiken en versterken van persoonlijke vaardigheden en competenties om het dagelijks leven beter te beheersen en de levenskwaliteit te verhogen. Een belangrijk aspect is de psychologische flexibiliteit, oftewel de aanpassingsvermogen aan verschillende situaties en het vermogen om perspectieven te wisselen [s106]. Deze flexibiliteit helpt om om te gaan met de typische schommelingen in emotioneel en energetisch gebied die bij ADHD kunnen optreden. In plaats van vast te houden aan rigide routines die bij veranderde omstandigheden niet meer functioneren, gaat het erom situationeel te reageren en nieuwe strategieën te ontwikkelen. Zo kan bijvoorbeeld een onverwacht probleem bij een project worden opgelost door het vinden van creatieve oplossingen en het activeren van het vaak aanwezige improvisatietalent, in plaats van in frustratie te vervallen. Een ander belangrijk punt is de zogenaamde ego-resilientie, het vermogen om snel te herstellen van tegenslagen [s106]. Dit vermogen kan worden versterkt door gerichte zelfmanagementtechnieken, zoals mindfulness-oefeningen of ontspanningstechnieken. Mensen met ADHD beschikken vaak over een groot potentieel aan creativiteit, spontaniteit en energie. Activatie van hulpbronnen betekent ook deze positieve eigenschappen bewust in te zetten voor de eigen doelen. Een gestructureerd tijdmanagement dat rekening houdt met de individuele behoeften, ondersteunt bij het stellen van prioriteiten en het wisselen tussen verschillende levensgebieden [s106]. Zo kan de aanwezige energie effectief worden benut en overbelasting worden voorkomen. Door de bewuste waarneming en gerichte inzet van de eigen sterke punten wordt niet alleen de omgang met de ADHD-symptomen vergemakkelijkt, maar ook het zelfvertrouwen en de zelfeffectiviteit versterkt.

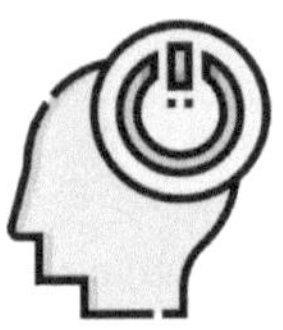

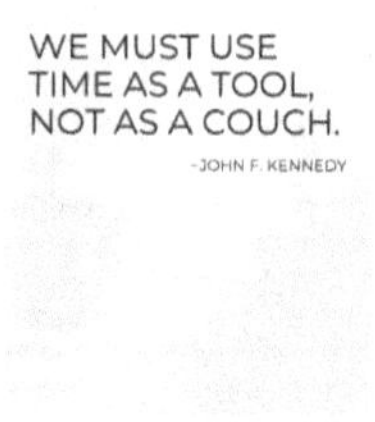

Tijdsbeheer [i71]

Ontspanningstechnieken

Ontspanningstechnieken zoals progressieve spierontspanning, autogene training of meditatie kunnen bij volwassenen met ADHD helpen om stress en innerlijke onrust te verminderen, de concentratie te verbeteren en de slaap te bevorderen. Ze bieden de mogelijkheid om het innerlijke gedachtenkarussel tegen te gaan en nieuwe energie op te doen.

Psychologische Flexibiliteit

In de context van ADHD bij volwassenen beschrijft psychologische flexibiliteit het vermogen om eigen gedragingen en denkpatronen aan te passen aan wisselende eisen, om zo beter met de uitdagingen van het dagelijks leven om te gaan en het emotionele welzijn te verhogen. Het helpt om impulsieve reacties te beheersen en situationeel passende beslissingen te nemen.

Tijdmanagement

Een gestructureerd tijdmanagement is voor volwassenen met ADHD bijzonder belangrijk om het dagelijks leven te organiseren, prioriteiten te stellen en taken effectief uit te voeren. Door het toepassen van tijdmanagementtechnieken kunnen afspraken worden nagekomen, projecten succesvol worden afgerond en overbelasting worden voorkomen, wat bijdraagt aan een verhoogde zelfeffectiviteit en zelfwaardering.

Activering van Hulpmiddelen voor Volwassenen met ADHD

Relatieve hulpzaamheid van hulpmiddelen

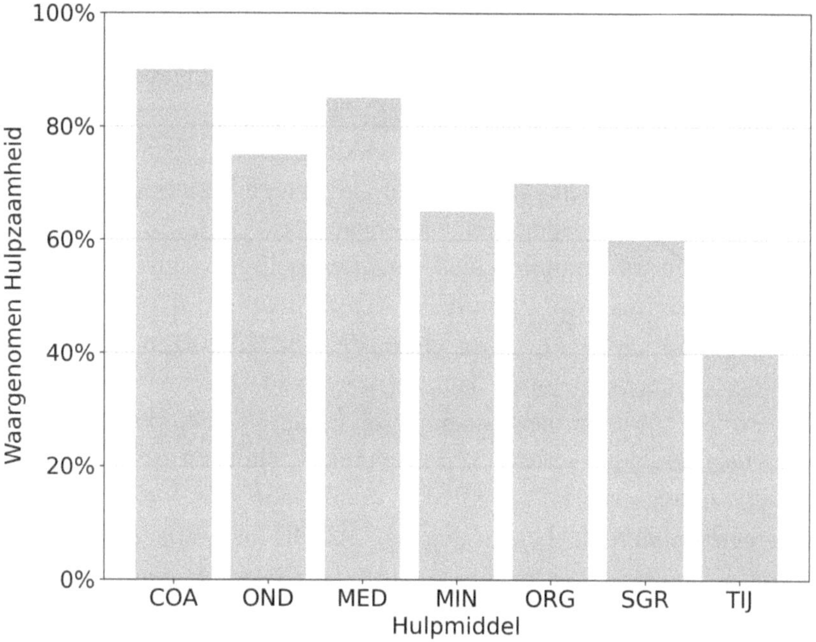

COA: Coaching

MED: Medicatie

MIN: Mindfulness

OND: ADHD Educatie

ORG: Organisatie Tools

SGR: Steungroepen

TIJ: Tijdmanagement

Deze grafiek benadrukt de variërende effectiviteit van verschillende hulpmiddelen bij het omgaan met ADHD bij volwassenen. Terwijl coaching en medicatie een aanzienlijke positieve impact laten zien, bieden steungroepen en mindfulness-oefeningen ook waardevolle ondersteuning. Tijdmanagementtraining lijkt minder impact te hebben in vergelijking met andere hulpmiddelen, wat suggereert dat er potentieel is voor verbetering of alternatieve strategieën op dit gebied. Over het algemeen zal een veelzijdige aanpak met behulp van een combinatie van hulpmiddelen waarschijnlijk de beste resultaten opleveren.

Ontwikkelingsperspectieven

Ontwikkelingsperspectieven bij ADHD op volwassen leeftijd ontstaan door verschillende behandelmethoden die zowel de kernsymptomen als de daarmee samenhangende moeilijkheden aanpakken. Een multimodale aanpak, die psychotherapie met medicamenteuze behandeling combineert, toont veelbelovende resultaten met betrekking tot verbetering van de symptomen, emotionele stabiliteit en algemene functionaliteit. [s107] Deze positieve veranderingen weerspiegelen zich in verschillende levensgebieden en kunnen leiden tot meer veiligheid in het verkeer of een vermindering van criminele handelingen. [s107] Binnen de psychotherapie zijn er verschillende benaderingen beschikbaar. Cognitieve gedragstherapie kan bijvoorbeeld helpen om negatieve denkpatronen te herkennen en te veranderen, terwijl onderwijsremediatie gericht kennisgebreken sluit en structuur in het dagelijks leven creëert. [s108] De combinatie van deze interventies maakt een uitgebreide benadering van ADHD mogelijk en ondersteunt de ontwikkeling van individuele copingstrategieën. Naast de behandeling van ADHD zelf is het van cruciaal belang om rekening te houden met bijkomende aandoeningen, zogenaamde comorbiditeiten. Een therapie die zowel ADHD als de bijkomende stoornissen in overweging neemt, behaalt betere resultaten dan de geïsoleerde behandeling van de respectieve bijkomende aandoening. [s107] Vroegtijdige diagnose en een adequaat behandelplan zijn daarom essentieel om de levenskwaliteit van volwassenen met ADHD duurzaam te verbeteren. Een verhoogde aandacht voor ADHD-symptomen bij medische professionals is onmisbaar om zowel de diagnose als de behandeling van ADHD en de daarmee samenhangende bijkomende aandoeningen te optimaliseren. [s107] De ontwikkelingsperspectieven zijn dus nauw verbonden met de toegang tot geschikte behandelopties en een uitgebreide begeleiding. Zo kan door de juiste combinatie van

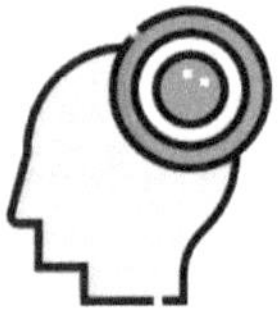

medicamenteuze therapie en individueel afgestemde psychotherapeutische maatregelen een positieve ontwikkelingsgang worden ondersteund en de levenskwaliteit aanzienlijk worden verhoogd. Een succesvolle zelfmanagement draagt bij aan het optimaal benutten van de eigen middelen en het succesvoller vormgeven van het dagelijks leven. Vergelijkbaar met een vakman die met het juiste gereedschap zijn werk efficiënter en preciezer kan uitvoeren, stellen de geleerde strategieën een competentere omgang met de ADHD-specifieke moeilijkheden mogelijk.

Goed om te weten

Cognitieve gedragstherapie

Cognitieve gedragstherapie helpt volwassenen met ADHD om ongunstige denkpatronen en gedragingen te identificeren en te veranderen. Het ondersteunt de ontwikkeling van copingstrategieën voor de dagelijkse uitdagingen die door ADHD kunnen ontstaan en bevordert zo de persoonlijke ontwikkeling.

Multimodale aanpak

Bij ADHD op volwassen leeftijd combineert een multimodale aanpak verschillende therapiebenaderingen, zoals medicamenteuze behandeling en psychotherapie, om zowel de kernsymptomen als de daarmee samenhangende uitdagingen aan te pakken en zo de persoonlijke ontwikkeling te bevorderen.

Onderwijsremediatie

In de context van ADHD kan onderwijsremediatie helpen om kennisgebreken te sluiten die zijn ontstaan door concentratieproblemen of andere ADHD-gerelateerde uitdagingen. Het biedt de mogelijkheid om leerstrategieën te ontwikkelen en zo de persoonlijke ontwikkeling te bevorderen.

Zelfmanagement

Zelfmanagement bij ADHD omvat strategieën en technieken die volwassenen helpen om hun symptomen te beheersen, hun sterke punten te benutten en hun doelen te bereiken. Het speelt een belangrijke rol in de persoonlijke ontwikkeling door de zelfeffectiviteit te versterken en de eigen verantwoordelijkheid te bevorderen.

Perspectieven Persoonlijke Ontwikkeling bij ADHD

Potentieel, inspanning en tijdsbestek van persoonlijke ontwikkelingsdoelen gerelateerd aan ADHD-management.

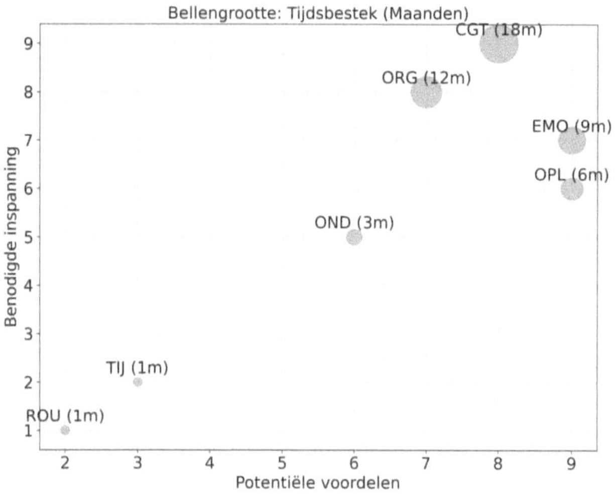

Blasengröße: Tijdsbestek (Maanden)

CGT: Cognitieve Gedragstherapie

EMO: Emotieregulatie

OND: Ondersteuningsgroepen

OPL: Mindfulnessoefening

ORG: Organisatievaardigheden

ROU: Routineopbouw

TIJ: Tijdmanagement Apps

Deze grafiek visualiseert de relatie tussen inspanning en potentieel voordeel voor verschillende persoonlijke ontwikkelingsdoelen in de context van ADHD. Grotere bellen geven een grotere tijdsinvestering aan. Doelen in het rechterbovenkwadrant bieden een hoog potentieel met matige tot hoge inspanning, terwijl die in het linkerbenedenkwadrant snellere winst opleveren met een lagere potentiële impact. Die in het linkerbovenkwadrant vertegenwoordigen een hoog potentieel, maar een aanzienlijke tijdsinvestering, wat suggereert dat het langetermijnstrategieën kunnen zijn. Het rechterbenedenkwadrant geeft activiteiten met weinig inspanning en weinig beloning aan, misschien geschikt voor het behouden van momentum of het experimenteren met nieuwe benaderingen.

Concrete adviezen

- Observeer uw innerlijke dialogen en benoem terugkerende gedachtepatronen om deze te doorbreken.
- Transformeer vermeende zwaktes in sterktes door de focus te leggen op de positieve voordelen (bijv. ongeduld als drijfkracht).
- Ontwikkel een persoonlijk ritueel om uzelf na impulsief gedrag weer te centreren en opnieuw uit te lijnen.
- Oefen uw zelfregulatie door bewust pauzes in te lassen voordat u op prikkels reageert.
- Maak een lijst van uw persoonlijke waarden en controleer regelmatig of uw acties hiermee in overeenstemming zijn.
- Visualiseer uw ideale dagelijkse routine en experimenteer met verschillende routines om uw energie optimaal te benutten.
- Reflecteer op uw successen en mislukkingen zonder uzelf te veroordelen en leid daaruit concrete actiepunten af.
- Gebruik uw creativiteit om nieuwe oplossingen te vinden voor terugkerende problemen.
- Definieer uw persoonlijke grenzen en communiceer deze duidelijk en ondubbelzinnig.
- Oefen in geduld en zelfcompassie, want persoonlijke ontwikkeling is een continu proces.
- Vier uw vooruitgangen en successen om uw motivatie en zelfvertrouwen te versterken.

Terugblik - 5. Zelfmanagement

Zelfmanagement bij ADHD op volwassen leeftijd vormt een bijzondere uitdaging, maar biedt tegelijkertijd enorme kansen voor een vervullender en succesvoller leven. Het gaat erom je eigen sterke en zwakke punten in de context van ADHD te begrijpen en individuele strategieën te ontwikkelen om het dagelijks leven effectief te beheersen. De weg daarheen begint met de acceptatie van de diagnose, die vaak aanvoelt als het vinden van een ontbrekend puzzelstukje en tot nu toe onverklaarbaar gedrag in een nieuw perspectief plaatst. Deze acceptatie bevrijdt je van schuld- en schaamtegevoelens en stelt je in staat om jezelf met meer mededogen te benaderen. Bouw voort op je sterke punten – je creativiteit, spontaniteit en energie – en leer deze bewust in te zetten.

Een centraal element van zelfmanagement is organisatie. Creëer een systeem van agenda's en to-do-lijsten dat bij je past en dat je consequent onderhoudt – als een uurwerk dat regelmatig opgewonden moet worden. Definieer duidelijke prioriteiten, niet op basis van urgentie, maar op basis van de betekenis voor je persoonlijke doelen. Houd daarbij rekening met je middelen, zoals tijd en energie, en pas je prioriteringsmethode indien nodig aan. Een gestructureerde ochtendroutine kan je helpen de dag gefocust te beginnen en cognitieve middelen vrij te maken voor belangrijkere taken. Bereid de avond ervoor je kleding voor, pak je tas en plan je ontbijt om de ochtendstress te minimaliseren en de dag kalmer te beginnen.

Impulsbeheersing en emotionele regulatie zijn andere belangrijke aspecten. Mindfulness-training kan je helpen je emoties bewuster waar te nemen en impulsieve reacties te beheersen. Oefen om in uitdagende situaties even stil te staan, je emoties te observeren en pas daarna te reageren. Regelmatige lichaamsbeweging en sport kunnen ook je emotionele stabiliteit en cognitieve flexibiliteit positief beïnvloeden. Vind een sport die je leuk vindt en integreer deze stevig in je weekplanning. Als je worstelt met verslaving, is het belangrijk om professionele hulp te zoeken en de onderliggende problemen in de omgang met emoties aan te pakken.

Zelfkalmering is een essentiële vaardigheid die je kunt leren en trainen met verschillende technieken. Naast mindfulness en sport biedt muziektherapie veelbelovende mogelijkheden. Experimenteer met actief muziek maken of passief muziek luisteren om te ontdekken welke methode je het beste helpt om tot rust te komen en emotionele balans te vinden. Schroom niet om ondersteuning te zoeken bij therapeuten, coaches of zelfhulpgroepen. De uitwisseling met andere betrokkenen kan je waardevolle impulsen en motivatie geven.

Zelfmanagement bij ADHD is een individueel en dynamisch proces. Er is geen koninklijke weg, maar veel verschillende strategieën en methoden. Ontdek wat voor jou werkt en blijf volhouden. Vier je successen, wees vergevingsgezind voor jezelf bij tegenslagen en pas je strategieën steeds weer aan je behoeften aan. Met de juiste instelling en de juiste hulpmiddelen kun je je ADHD niet alleen beheren, maar ook gebruiken als een bron van creativiteit en energie en een vervuld leven leiden.

Gratis extra aanbiedingen gepland

We zijn verheugd u in de toekomst gratis aanvullende materialen voor dit boek te kunnen aanbieden:

- Een exclusief bonushoofdstuk met extra inhoud
- Een compacte samenvatting van het hele boek in PDF-formaat
- Een hoorspelversie (In Planning)

De publicatie van deze materialen staat gepland voor 2025.
U bent van harte welkom om onze website vandaag al te bezoeken. Zodra onze nieuwsbriefservice start (verwacht in 2025), kunt u zich daar registreren voor updates en mist u geen nieuws over de gratis extra aanbiedingen.

www.SaageBooks.com/nl/adhd_bij_volwassenen-bonus-TY3RIF

Beste lezers,

Wij voelen ons zeer vereerd dat u de tijd heeft genomen om ons boek van begin tot eind te lezen. Het is onze grootste wens om u waardevolle inzichten en praktische begeleiding te bieden. Uw vertrouwen in ons werk betekent veel voor ons. Wij hopen dat het lezen verrijkend voor u was. Als u vragen of suggesties heeft, neem dan gerust contact met ons op via onze website.

Als u dit boek heeft gewaardeerd, zouden wij een eerlijke recensie zeer op prijs stellen. U kunt uw eerlijke beoordeling eenvoudig achterlaten op het verkoopplatform waar u het boek heeft gekocht.
Bedankt voor uw steun!

Bendis Saage

Saage Media GmbH - Team

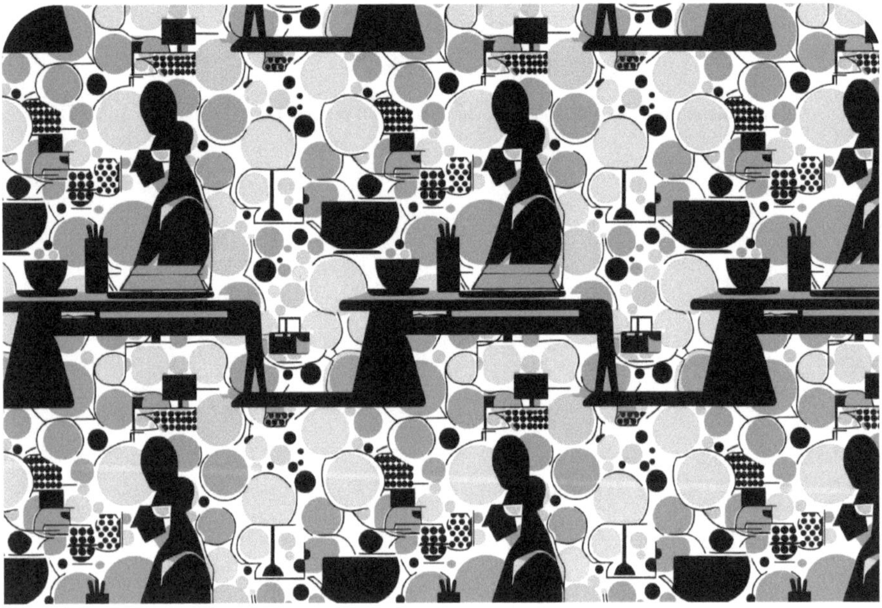

www.SaageBooks.com/nl

Ontdek meer! Onze uitgeverijwebsite biedt u een gevarieerde selectie van aanvullende boeken. Naast gratis content en exclusief bonusmateriaal vindt u er ook diepgaande informatie over onze werken. Blader door ons uitgebreide digitale aanbod en laat u inspireren door aanvullende leeservaringen.

www.SaageBooks.com/nl

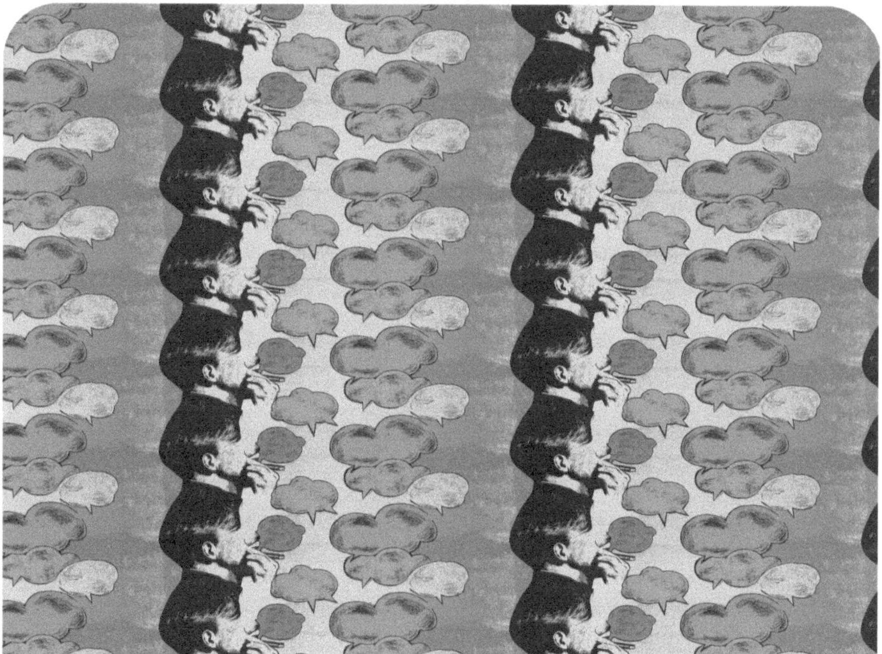

Bronnen

Onze oprechte dank gaat uit naar alle auteurs van de geciteerde wetenschappelijke en niet-wetenschappelijke bronnen, de beheerders van de gerefereerde websites en de makers van de gebruikte afbeeldingen, grafieken en studies, wier waardevolle werk heeft bijgedragen aan de totstandkoming van dit boek.

Voor meer informatie raden wij u aan de bronwebsites te bezoeken.
Als u mapping fouten of andere inconsistenties ontdekt, neem dan contact met ons op.

Alle bronnen zijn voor het laatst geraadpleegd op: 2025-02-17

[s1] - https://pmc.ncbi.nlm.nih.gov/articles/PMC7508636/

Auteur:	Renate Drechsler, Silvia Brem, Daniel Brandeis, Edna Grünblatt, Gregor Berger, Susanne Walitza	**Titel:**	ADHD: Current Concepts and Treatments in Children and Adolescents
door:	University Hospital of Psychiatry, University of Zurich; Neuroscience Center Zurich, Swiss Federal Institute of Technology and University of Zurich; Central Institute of Mental Health, Medical Faculty Mannheim/ Heidelberg University; Zurich Center for Integrative Human Physiology, University of Zurich	**DOI:**	10.1055/s-0040-1701658
Datum:	2020 Jun 19	**Website:**	PubMed Central (PMC)
Uitgever:	Neuropediatrics		

[s2] - https://pmc.ncbi.nlm.nih.gov/articles/PMC181164/

Auteur:	Andrew R Adesman	**Titel:**	The Diagnosis and Management of Attention-Deficit/Hyperactivity Disorder in Pediatric Patients
door:	Schneider Children's Hospital	**DOI:**	10.4088/pcc.v03n0204
Datum:	2001	**Website:**	PubMed Central (PMC)
Uitgever:	Primary Care Companion to The Journal of Clinical Psychiatry		

[s3] - https://pmc.ncbi.nlm.nih.gov/articles/PMC9616454/

Auteur:	Elie Abdelnour, Madeline O Jansen, Jessica A Gold	**Titel:**	ADHD Diagnostic Trends: Increased Recognition or Overdiagnosis?
door:	Washington University School of Medicine, University of California-Los Angeles	**Datum:**	2022 Sep-Oct
Website:	PubMed Central (PMC)	**Uitgever:**	Missouri Medicine

[s4] - https://pmc.ncbi.nlm.nih.gov/articles/PMC5960089/

Auteur:	Theresa S Emser, Blair A Johnston, J Douglas Steele, Sandra Kooij, Lisa Thorell, Hanna Christiansen	**Titel:**	Assessing ADHD symptoms in children and adults: evaluating the role of objective measures
DOI:	10.1186/s12993-018-0143-x	**Datum:**	2018 May 18
Website:	PubMed Central (PMC)	**Uitgever:**	Behavioral and Brain Functions : BBF

[s5] - https://pmc.ncbi.nlm.nih.gov/articles/PMC5613949/

Auteur:	Margaret H Sibley, Stefany Coxe, Brooke SG Molina	**Titel:**	Refining Diagnostic Procedures for Adults with Symptoms of ADHD: A Response to "Psychometrically-Informed Approach to Integration of Multiple Informant Ratings in Adult ADHD Diagnosis in a Community-Recruited Sample"
door:	Florida International University, University of Pittsburgh	**DOI:**	10.1177/1073191116676890
Datum:	2016 Nov 19	**Website:**	PubMed Central (PMC)
Uitgever:	Assessment		

[s6] - https://pmc.ncbi.nlm.nih.gov/articles/PMC7422602/

Auteur:	Susan Young, Nicoletta Adamo, Bryndís Björk Ásgeirsdóttir, Polly Branney, Michelle Beckett, William Colley, Sally Cubbin, Quinton Deeley, Emad Farrag, Gisli Gudjonsson, Peter Hill, Jack Hollingdale, Ozge Kilic, Tony Lloyd, Peter Mason, Eleni Paliokosta, Sri Perecherla, Jane Sedgwick, Caroline Skirrow, Kevin Tierney, Kobus van Rensburg, Emma Woodhouse	**Titel:**	Females with ADHD: An expert consensus statement taking a lifespan approach providing guidance for the identification and treatment of attention-deficit/ hyperactivity disorder in girls and women
DOI:	10.1186/s12888-020-02707-9	**Datum:**	2020 Aug 12
Website:	PubMed Central (PMC)	**Uitgever:**	BMC Psychiatry

[s7] - https://pmc.ncbi.nlm.nih.gov/articles/PMC7508636/

Auteur:	Renate Drechsler, Silvia Brem, Daniel Brandeis, Edna Grünblatt, Gregor Berger, Susanne Walitza	**Titel:**	ADHD: Current Concepts and Treatments in Children and Adolescents
DOI:	10.1055/s-0040-1701658	**Datum:**	2020 Jun 19
Website:	PubMed Central (PMC)	**Uitgever:**	Neuropediatrics

[s8] - https://pmc.ncbi.nlm.nih.gov/articles/PMC9616454/

Auteur:	Elie Abdelnour, Madeline O Jansen, Jessica A Gold	**Titel:**	ADHD Diagnostic Trends: Increased Recognition or Overdiagnosis?
door:	Washington University School of Medicine, University of California-Los Angeles	**Datum:**	2022 Sep-Oct
Website:	PubMed Central (PMC)	**Uitgever:**	Missouri Medicine

[s9] - https://pmc.ncbi.nlm.nih.gov/articles/PMC4301030/

Auteur:	Steven D Targum, Lenard A Adler	**Titel:**	Our Current Understanding of Adult ADHD
Datum:	2014 Nov-Dec	**Website:**	PubMed Central (PMC)
Uitgever:	Innovations in Clinical Neuroscience		

[s10] - https://pmc.ncbi.nlm.nih.gov/articles/PMC8295111/

Auteur:	Anselm B M Fuermaier, Lara Tucha, Marah Butzbach, Matthias Weisbrod, Steffen Aschenbrenner, Oliver Tucha	**Titel:**	ADHD at the workplace: ADHD symptoms, diagnostic status, and work-related functioning
door:	University of Groningen	**DOI:**	10.1007/s00702-021-02309-z
Datum:	2021 Feb 2	**Website:**	PubMed Central (PMC)
Uitgever:	Journal of Neural Transmission		

[s11] - https://pmc.ncbi.nlm.nih.gov/articles/PMC3724232/

Auteur:	Timothy E Wilens, Thomas J Spencer	**Titel:**	Understanding Attention-Deficit/ Hyperactivity Disorder From Childhood to Adulthood
door:	Clinical Research Program in Pediatric Psychopharmacology, Massachusetts General Hospital and Harvard Medical School, Boston, MA	**DOI:**	10.3810/pgm.2010.09.2206
Datum:	2010 Sep	**Website:**	PubMed Central (PMC)
Uitgever:	Postgraduate medicine		

[s12] - https://pmc.ncbi.nlm.nih.gov/articles/PMC7422602/

Auteur:	Susan Young, Nicoletta Adamo, Bryndís Björk Ásgeirsdóttir, Polly Branney, Michelle Beckett, William Colley, Sally Cubbin, Quinton Deeley, Emad Farrag, Gisli Gudjonsson, Peter Hill, Jack Hollingdale, Ozge Kilic, Tony Lloyd, Peter Mason, Eleni Paliokosta, Sri Perecherla, Jane Sedgwick, Caroline Skirrow, Kevin Tierney, Kobus van Rensburg, Emma Woodhouse	**Titel:**	Females with ADHD: An expert consensus statement taking a lifespan approach providing guidance for the identification and treatment of attention-deficit/ hyperactivity disorder in girls and women
DOI:	10.1186/s12888-020-02707-9	**Datum:**	2020 Aug 12
Website:	PubMed Central (PMC)	**Uitgever:**	BMC Psychiatry

[s13] - https://pmc.ncbi.nlm.nih.gov/articles/PMC3556723/

Auteur:	Elizabeth E Van Voorhees, Kristina K Hardy, Scott H Kollins	**Titel:**	Reliability and Validity of Self- and Other-Ratings of Symptoms of ADHD in Adults
door:	Duke University Medical Center	**DOI:**	10.1177/1087054709356163
Datum:	2010 Apr 27	**Website:**	PubMed Central (PMC)
Uitgever:	Journal of attention disorders		

[s14] - https://pmc.ncbi.nlm.nih.gov/articles/PMC5291336/

Auteur:	J Russell Ramsay	**Titel:**	Assessment and monitoring of treatment response in adult ADHD patients: current perspectives
door:	University of Pennsylvania	**DOI:**	10.2147/NDT.S104706
Datum:	2017 Jan 27	**Website:**	PubMed Central (PMC)
Uitgever:	Neuropsychiatric Disease and Treatment		

[s15] - https://pmc.ncbi.nlm.nih.gov/articles/PMC4403871/

Auteur:	John T Mitchell, Lidia Zylowska, Scott H Kollins	**Titel:**	Mindfulness Meditation Training for Attention-Deficit/Hyperactivity Disorder in Adulthood: Current Empirical Support, Treatment Overview, and Future Directions
DOI:	10.1016/j.cbpra.2014.10.002	**Datum:**	2015 May
Website:	PubMed Central (PMC)		

[s16] - https://pmc.ncbi.nlm.nih.gov/articles/PMC5036506/

Auteur:	Ebba Du Rietz, Celeste HM Cheung, Gráinne McLoughlin, Daniel Brandeis, Tobias Banaschewski, Philip Asherson, Jonna Kuntsi	**Titel:**	Self-report of ADHD shows limited agreement with objective markers of persistence and remittance
DOI:	10.1016/j.jpsychires.2016.07.020	**Datum:**	2016 Nov
Website:	PubMed Central (PMC)	**Uitgever:**	Journal of Psychiatric Research

[s17] - https://pmc.ncbi.nlm.nih.gov/articles/PMC4631342/

Auteur:	Beatrice Mörstedt, Salvatore Corbisiero, Hannes Bitto, Rolf-Dieter Stieglitz	**Titel:**	Attention-Deficit/Hyperactivity Disorder (ADHD) in Adulthood: Concordance and Differences between Self- and Informant Perspectives on Symptoms and Functional Impairment
door:	University of Basel, University of Basel Psychiatric Clinics	**DOI:**	10.1371/journal.pone.0141342
Datum:	2015 Nov 3	**Website:**	PubMed Central (PMC)
Uitgever:	PLoS ONE		

[s18] - https://pmc.ncbi.nlm.nih.gov/articles/PMC7082249/

Auteur:	Holly Hodges, Casey Fealko, Neelkamal Soares	**Titel:**	Autism spectrum disorder: definition, epidemiology, causes, and clinical evaluation
door:	Baylor College of Medicine, Texas Children's Hospital, Western Michigan University Homer Stryker MD School of Medicine	**DOI:**	10.21037/tp.2019.09.09
Datum:	2020 Feb	**Website:**	PubMed Central (PMC)
Uitgever:	Translational Pediatrics		

[s19] - https://pmc.ncbi.nlm.nih.gov/articles/PMC8631971/

Auteur:	Eesha Sharma, Lavanya P Sharma, Srinivas Balachander, Boyee Lin, Harshini Manohar, Puneet Khanna, Cynthia Lu, Kabir Garg, Tony Lazar Thomas, Anthony Chun Lam Au, Robert R Selles, Davíð R M A Hø jgaard, Gudmundur Skarphedinsson, S Evelyn Stewart	**Titel:**	Comorbidities in Obsessive-Compulsive Disorder Across the Lifespan: A Systematic Review and Meta-Analysis
door:	National Institute of Mental Health and Neurosciences; University of British Columbia; Oxleas National Health Service (NHS) Foundation Trust; Aarhus University Hospital; University of Iceland	**DOI:**	10.3389/fpsyt.2021.703701
Datum:	2021 Nov 11	**Website:**	PubMed Central (PMC)
Uitgever:	Frontiers in Psychiatry		

[s20] - https://pmc.ncbi.nlm.nih.gov/articles/PMC6379245/

Auteur:	Barbara Franke, Giorgia Michelini, Philip Asherson, Tobias Banaschewski, Andrea Bilbow, Jan K Buitelaar, Bru Cormand, Stephen V Faraone, Ylva Ginsberg, Jan Haavik, Jonna Kuntsi, Henrik Larsson, Klaus-Peter Lesch, J Antoni Ramos-Quiroga, János M Réthelyi, Marta Ribases, Andreas Reif	**Titel:**	Live fast, die young? A review on the developmental trajectories of ADHD across the lifespan
door:	Radboud University Medical Center, King's College London, Central Institute of Mental Health, Attention Deficit Disorder Information and Support Service (ADDISS), Radboud University Medical Center, Universitat de Barcelona, State University of New York Upstate Medical University, University of Bergen, Karolinska Institutet, University of Würzburg, Hospital Universitari Vall d'Hebron, Semmelweis University, University Hospital Frankfurt	**DOI:**	10.1016/j.euroneuro.2018.08.001
Datum:	2018 Oct	**Website:**	PubMed Central (PMC)
Uitgever:	European Neuropsychopharmacology		

[s21] - https://pmc.ncbi.nlm.nih.gov/articles/PMC10887101/

Auteur:	Manon Toutain, Nicolas Dollion, Laurence Henry, Marine Grandgeorge	**Titel:**	How Do Children and Adolescents with ASD Look at Animals? A Scoping Review
DOI:	10.3390/children11020211	**Datum:**	2024 Feb 6
Website:	PubMed Central (PMC)	**Uitgever:**	MDPI

[s22] - https://www.ncbi.nlm.nih.gov/books/NBK573609/

Auteur:	Ronan Lordan, Cristiano Storni, Chiara Alessia De Benedictis	**Titel:**	Autism Spectrum Disorders: Diagnosis and Treatment
door:	National Center for Biotechnology Information (NCBI)	**DOI:**	10.36255/exonpublications.autismspectrumdisorders.2021.diagnosis
Datum:	2021/08/20	**Website:**	NCBI Bookshelf
Uitgever:	Exon Publications		

[s23] - https://pmc.ncbi.nlm.nih.gov/articles/PMC3874265/

Auteur:	Susan E Sprich, Laura E Knouse, Christine Cooper-Vince, Jennifer Burbridge, Steven A Safren	**Titel:**	Description and Demonstration of CBT for ADHD in Adults
door:	Massachusetts General Hospital and Harvard Medical School	**DOI:**	10.1016/j.cbpra.2009.09.002
Datum:	2012 Feb 1	**Website:**	PubMed Central (PMC)

[s24] - https://pmc.ncbi.nlm.nih.gov/articles/PMC7732033/

Auteur:	Nancy Doyle	**Titel:**	Neurodiversity at work: a biopsychosocial model and the impact on working adults
door:	Department of Organizational Psychology, Birkbeck University of London, London, UK	**DOI:**	10.1093/bmb/ldaa021
Datum:	2020 Sep 30	**Website:**	PubMed Central (PMC)
Uitgever:	British Medical Bulletin		

[s25] - https://www.mdpi.com/1660-4601/20/4/3098

Auteur:	Christian Mette	**Titel:**	Time Perception in Adult ADHD: Findings from a Decade—A Review
door:	Multidisciplinary Digital Publishing Institute	**DOI:**	10.3390/ijerph20043098
Datum:	2023-02-10	**Website:**	mdpi.com
Uitgever:	Multidisciplinary Digital Publishing Institute		

[s26] - https://pmc.ncbi.nlm.nih.gov/articles/PMC6494390/

Auteur:	Pablo Luis Lopez, Fernando Manuel Torrente, Agustín Ciapponi, Alicia Graciela Lischinsky, Marcelo Cetkovich-Bakmas, Juan Ignacio Rojas, Marina Romano, Facundo F Manes	**Titel:**	Cognitive-behavioural interventions for attention deficit hyperactivity disorder (ADHD) in adults
door:	Institute of Cognitive and Translational Neuroscience (INCyT), INECO Foundation, Favaloro University, Laboratory of Psychopathology Research, Institute for Clinical Effectiveness and Health Policy (IECS-CONICET), Argentine Cochrane Centre, Hospital Italiano Buenos Aires, Neurology Department	**DOI:**	10.1002/14651858.CD010840.pub2
Datum:	2018 Mar 23	**Website:**	PubMed Central (PMC)
Uitgever:	The Cochrane Database of Systematic Reviews		

[s27] - https://pmc.ncbi.nlm.nih.gov/articles/PMC7543894/

Auteur:	Helena Jahncke, David M Hallman	**Titel:**	Objective measures of cognitive performance in activity based workplaces and traditional office types
door:	University of Gävle, Sweden	**DOI:**	10.1016/j.jenvp.2020.101503
Datum:	2020 Oct 8	**Website:**	PubMed Central (PMC)
Uitgever:	Journal of Environmental Psychology		

[s28] - https://pmc.ncbi.nlm.nih.gov/articles/PMC3552974/

Auteur:	Sjan-Mari van Niekerk, Quinette Abigail Louw, Susan Hillier	**Titel:**	The effectiveness of a chair intervention in the workplace to reduce musculoskeletal symptoms. A systematic review
door:	Stellenbosch University; University of South Australia	**DOI:**	10.1186/1471-2474-13-145
Datum:	2012 Aug 13	**Website:**	PubMed Central (PMC)
Uitgever:	BMC Musculoskeletal Disorders		

[s29] - https://pmc.ncbi.nlm.nih.gov/articles/PMC8856522/

Auteur:	Danielle M Beaton, Fuschia Sirois, Elizabeth Milne	**Titel:**	Experiences of criticism in adults with ADHD: A qualitative study
door:	The University of Sheffield	**DOI:**	10.1371/journal.pone.0263366
Datum:	2022 Feb 18	**Website:**	PubMed Central (PMC)
Uitgever:	PLoS ONE		

[s30] - https://pmc.ncbi.nlm.nih.gov/articles/PMC9663290/

Auteur:	Claire de Oliveira, Makeila Saka, Lauren Bone, Rowena Jacobs	**Titel:**	The Role of Mental Health on Workplace Productivity: A Critical Review of the Literature
door:	Centre for Health Economics, University of York; Hull York Medical School; Institute for Mental Health Policy Research, Centre for Addiction and Mental Health; Institute of Health Policy, Management and Evaluation, University of Toronto	**DOI:**	10.1007/s40258-022-00761-w
Datum:	2022 Nov 15	**Website:**	PubMed Central (PMC)
Uitgever:	Applied Health Economics and Health Policy		

[s31] - https://pmc.ncbi.nlm.nih.gov/articles/PMC9443814/

Auteur:	Kirsty Lauder, Almuth McDowall, Harriet R Tenenbaum	**Titel:**	A systematic review of interventions to support adults with ADHD at work —Implications from the paucity of context-specific research for theory and practice
DOI:	10.3389/fpsyg.2022.893469	**Datum:**	2022 Aug 22
Website:	PubMed Central (PMC)	**Uitgever:**	Frontiers in Psychology

[s32] - https://pmc.ncbi.nlm.nih.gov/articles/PMC7732033/

Auteur:	Nancy Doyle	**Titel:**	Neurodiversity at work: a biopsychosocial model and the impact on working adults
door:	Department of Organizational Psychology, Birkbeck University of London, London, UK	**DOI:**	10.1093/bmb/ldaa021
Datum:	2020 Sep 30	**Website:**	PubMed Central (PMC)
Uitgever:	British Medical Bulletin		

[s33] - https://pmc.ncbi.nlm.nih.gov/articles/PMC9443814/

Auteur:	Kirsty Lauder, Almuth McDowall, Harriet R Tenenbaum	**Titel:**	A systematic review of interventions to support adults with ADHD at work —Implications from the paucity of context-specific research for theory and practice
door:	Centre for Neurodiversity Research at Work, Birkbeck College, London, United Kingdom; School of Psychology, University of Surrey, Surrey, United Kingdom	**DOI:**	10.3389/fpsyg.2022.893469
Datum:	2022 Aug 22	**Website:**	PubMed Central (PMC)
Uitgever:	Frontiers in Psychology		

[s34] - https://pmc.ncbi.nlm.nih.gov/articles/PMC9109782/

Auteur:	Tristan J Philippe, Naureen Sikder, Anna Jackson, Maya E Koblanski, Eric Liow, Andreas Pilarinos, Krisztina Vasarhelyi	**Titel:**	Digital Health Interventions for Delivery of Mental Health Care: Systematic and Comprehensive Meta-Review
door:	The University of British Columbia, Vancouver Community College, Simon Fraser University, Vancouver Coastal Health Research Institute	**DOI:**	10.2196/35159
Datum:	2022 May 12	**Website:**	PubMed Central (PMC)
Uitgever:	JMIR Mental Health		

[s35] - https://pmc.ncbi.nlm.nih.gov/articles/PMC9616454/

Auteur:	Elie Abdelnour, Madeline O Jansen, Jessica A Gold	**Titel:**	ADHD Diagnostic Trends: Increased Recognition or Overdiagnosis?
Datum:	2022 Sep-Oct	**Website:**	PubMed Central (PMC)
Uitgever:	Missouri Medicine		

[s36] - https://pmc.ncbi.nlm.nih.gov/articles/PMC3724232/

Auteur:	Timothy E Wilens, Thomas J Spencer	**Titel:**	Understanding Attention-Deficit/ Hyperactivity Disorder From Childhood to Adulthood
door:	Clinical Research Program in Pediatric Psychopharmacology, Massachusetts General Hospital and Harvard Medical School, Boston, MA	**DOI:**	10.3810/pgm.2010.09.2206
Datum:	2010 Sep	**Website:**	PubMed Central (PMC)
Uitgever:	Postgraduate medicine		

[s37] - https://pmc.ncbi.nlm.nih.gov/articles/PMC7315868/

Auteur:	Bartosz Helfer, Natali Bozhilova, Ruth E Cooper, Joanna I Douzenis, Stefanos Maltezos, Philip Asherson	**Titel:**	The key role of daytime sleepiness in cognitive functioning of adults with attention deficit hyperactivity disorder
DOI:	10.1192/j.eurpsy.2020.28	**Datum:**	2020 Mar 5
Website:	PubMed Central (PMC)	**Uitgever:**	European Psychiatry : the journal of the Association of European Psychiatrists

[s38] - https://pmc.ncbi.nlm.nih.gov/articles/PMC6406620/

Auteur:	Consuelo M Kreider, Sharon Medina, Mackenzi R Slamka	**Titel:**	Strategies for Coping with Time-Related and Productivity Challenges of Young People with Learning Disabilities and Attention-Deficit/ Hyperactivity Disorder
door:	University of Florida	**DOI:**	10.3390/children6020028
Datum:	2019 Feb 13	**Website:**	PubMed Central (PMC)
Uitgever:	MDPI		

[s39] - https://pubmed.ncbi.nlm.nih.gov/20051220/

Auteur:	Faraone SV, Glatt SJ	**Titel:**	A comparison of the efficacy of medications for adult attention-deficit/ hyperactivity disorder using meta-analysis of effect sizes
DOI:	10.4088/JCP.08m04902pur	**Datum:**	2010 Jun
Website:	PubMed	**Uitgever:**	J Clin Psychiatry

[s40] - https://www.nimh.nih.gov/health/topics/mental-health-medications

Titel:	Mental Health Medications	**door:**	National Institute of Mental Health (NIMH)
Website:	National Institute of Mental Health (NIMH)		

[s41] - https://pmc.ncbi.nlm.nih.gov/articles/PMC2518387/

Auteur:	Dusan Kolar, Amanda Keller, Maria Golfinopoulos, Lucy Cumyn, Cassidy Syer, Lily Hechtman	**Titel:**	Treatment of adults with attention-deficit/hyperactivity disorder
door:	Department of Psychiatry, Montreal Children's Hospital, McGill University, Montreal, Canada	**DOI:**	10.2147/ndt.s6985
Datum:	2008 Apr	**Website:**	PubMed Central (PMC)
Uitgever:	Neuropsychiatric Disease and Treatment		

[s42] - https://pmc.ncbi.nlm.nih.gov/articles/PMC8369907/

Auteur:	Le Zhang, Andreas Reif, Ebba Du Rietz, Tyra Lagerberg, Agnieszka Butwicka, Brian M D'Onofrio, Kristina Johnell, Nancy L Pedersen, Henrik Larsson, Zheng Chang	**Titel:**	Comedication and Polypharmacy With ADHD Medications in Adults: A Swedish Nationwide Study
door:	Karolinska Institutet, Goethe University Frankfurt, Medical University of Warsaw, Stockholm County Council, Indiana University, Ö rebro University	**DOI:**	10.1177/1087054720923725
Datum:	2020 Jun 1	**Website:**	PubMed Central (PMC)
Uitgever:	Journal of Attention Disorders		

[s43] - https://www.ncbi.nlm.nih.gov/books/NBK507808/

Auteur:	Nazila Sharbaf Shoar, Raman Marwaha, Mohammed Molla	**Titel:**	Dextroamphetamine-Amphetamine
door:	StatPearls Publishing	**Datum:**	2023/05/23
Website:	NCBI Bookshelf	**Uitgever:**	StatPearls Publishing

[s44] - https://pmc.ncbi.nlm.nih.gov/articles/PMC3617926/

Auteur:	Minal R Patel, Melissa A Valerio, Mary R Janevic, Z Molly Gong, Georgiana Sanders, Lara J Thomas, Noreen M Clark	**Titel:**	Long-term effects of negotiated treatment plans on self-management behaviors and satisfaction with care among women with asthma
door:	Center for Managing Chronic Disease, University of Michigan	**DOI:**	10.3109/02770903.2012.743151
Datum:	2012 Nov 28	**Website:**	PubMed Central (PMC)
Uitgever:	The Journal of asthma : official journal of the Association for the Care of Asthma		

[s45] - https://pmc.ncbi.nlm.nih.gov/articles/PMC2518387/

Auteur:	Dusan Kolar, Amanda Keller, Maria Golfinopoulos, Lucy Cumyn, Cassidy Syer, Lily Hechtman	**Titel:**	Treatment of adults with attention-deficit/hyperactivity disorder
door:	Department of Psychiatry, Montreal Children's Hospital, McGill University, Montreal, Canada	**DOI:**	10.2147/ndt.s6985
Datum:	2008 Apr	**Website:**	PubMed Central (PMC)
Uitgever:	Neuropsychiatric Disease and Treatment		

[s46] - https://pmc.ncbi.nlm.nih.gov/articles/PMC3733520/

Auteur:	Jonathan R Stevens, Timothy E Wilens, Theodore A Stern	**Titel:**	Using Stimulants for Attention-Deficit/Hyperactivity Disorder: Clinical Approaches and Challenges
door:	PubMed Central (PMC)	**DOI:**	10.4088/PCC.12f01472
Datum:	2013 Mar 28	**Website:**	PubMed Central (PMC)
Uitgever:	The Primary Care Companion for CNS Disorders		

[s47] - https://pmc.ncbi.nlm.nih.gov/articles/PMC2670101/

Auteur:	Steven M Berman, Ronald Kuczenski, James T McCracken, Edythe D London	**Titel:**	Potential Adverse Effects of Amphetamine Treatment on Brain and Behavior: A Review
door:	University of California Los Angeles; University of California San Diego	**DOI:**	10.1038/mp.2008.90
Datum:	2008 Aug 12	**Website:**	PubMed Central (PMC)

[s48] - https://www.nimh.nih.gov/health/topics/mental-health-medications

Titel:	Mental Health Medications	**door:**	National Institute of Mental Health (NIMH)
Website:	National Institute of Mental Health (NIMH)		

[s49] - https://pmc.ncbi.nlm.nih.gov/articles/PMC3441938/

Auteur:	Mark A Stein, Margaret Weiss, Laura Hlavaty	**Titel:**	ADHD Treatments, Sleep, and Sleep Problems: Complex Associations
door:	National Library of Medicine (NLM); National Institutes of Health (NIH); HHS	**DOI:**	10.1007/s13311-012-0130-0
Datum:	2012 Jun 21	**Website:**	PubMed Central (PMC)
Uitgever:	Neurotherapeutics		

[s50] - https://www.ncbi.nlm.nih.gov/books/NBK493234/

Auteur:	Douglas Fedder, Himanshu Patel, Abdolreza Saadabadi	**Titel:**	Atomoxetine
door:	StatPearls Publishing	**Datum:**	2023/03/27
Website:	NCBI Bookshelf	**Uitgever:**	StatPearls Publishing

[s51] - https://pmc.ncbi.nlm.nih.gov/articles/PMC2628311/

Auteur:	Laura E Knouse, Christine Cooper-Vince, Susan Sprich, Steven A Safren	**Titel:**	Recent developments in the psychosocial treatment of adult ADHD
door:	Massachusetts General Hospital and Harvard Medical School	**DOI:**	10.1586/14737175.8.10.1537
Datum:	2008 Oct	**Website:**	PubMed Central (PMC)
Uitgever:	Expert review of neurotherapeutics		

[s52] - https://www.ncbi.nlm.nih.gov/books/NBK470241/

Auteur:	Suma P. Chand, Daniel P. Kuckel, Martin R. Huecker	**Titel:**	Cognitive Behavior Therapy
door:	StatPearls Publishing	**Datum:**	2023/05/23
Website:	NCBI Bookshelf	**Uitgever:**	StatPearls Publishing

[s53] - https://pmc.ncbi.nlm.nih.gov/articles/PMC6494390/

Auteur:	Pablo Luis Lopez, Fernando Manuel Torrente, Agustín Ciapponi, Alicia Graciela Lischinsky, Marcelo Cetkovich-Bakmas, Juan Ignacio Rojas, Marina Romano, Facundo F Manes	**Titel:**	Cognitive-behavioural interventions for attention deficit hyperactivity disorder (ADHD) in adults
DOI:	10.1002/14651858.CD010840.pub2	**Datum:**	2018 Mar 23
Website:	PubMed Central (PMC)	**Uitgever:**	The Cochrane Database of Systematic Reviews

[s54] - https://pmc.ncbi.nlm.nih.gov/articles/PMC3874265/

Auteur:	Susan E Sprich, Laura E Knouse, Christine Cooper-Vince, Jennifer Burbridge, Steven A Safren	**Titel:**	Description and Demonstration of CBT for ADHD in Adults
door:	Massachusetts General Hospital and Harvard Medical School	**DOI:**	10.1016/j.cbpra.2009.09.002
Datum:	2012 Feb 1	**Website:**	PubMed Central (PMC)
Uitgever:	Cognitive and behavioral practice		

[s55] - https://pmc.ncbi.nlm.nih.gov/articles/PMC7082245/

Auteur:	Mahesh Shrestha, Julianna Lautenschleger, Neelkamal Soares	**Titel:**	Non-pharmacologic management of attention-deficit/hyperactivity disorder in children and adolescents: a review
door:	Western Michigan University Homer Stryker M.D. School of Medicine	**DOI:**	10.21037/tp.2019.10.01
Datum:	2020 Feb	**Website:**	PMC (PubMed Central)
Uitgever:	Translational Pediatrics		

[s56] - https://pmc.ncbi.nlm.nih.gov/articles/PMC2518387/

Auteur:	Dusan Kolar, Amanda Keller, Maria Golfinopoulos, Lucy Cumyn, Cassidy Syer, Lily Hechtman	**Titel:**	Treatment of adults with attention-deficit/hyperactivity disorder
door:	Department of Psychiatry, Montreal Children's Hospital, McGill University, Montreal, Canada	**DOI:**	10.2147/ndt.s6985
Datum:	2008 Apr	**Website:**	PubMed Central (PMC)
Uitgever:	Neuropsychiatric Disease and Treatment		

[s57] - https://pmc.ncbi.nlm.nih.gov/articles/PMC2909688/

Auteur:	Laura E Knouse, Steven A Safren	**Titel:**	Current Status of Cognitive Behavioral Therapy for Adult Attention-Deficit Hyperactivity Disorder
door:	Massachusetts General Hospital and Harvard Medical School	**DOI:**	10.1016/j.psc.2010.04.001
Datum:	2010 Sep	**Website:**	PubMed Central (PMC)
Uitgever:	The Psychiatric clinics of North America		

[s58] - https://pmc.ncbi.nlm.nih.gov/articles/PMC6494390/

Auteur:	Pablo Luis Lopez, Fernando Manuel Torrente, Agustín Ciapponi, Alicia Graciela Lischinsky, Marcelo Cetkovich-Bakmas, Juan Ignacio Rojas, Marina Romano, Facundo F Manes	**Titel:**	Cognitive-behavioural interventions for attention deficit hyperactivity disorder (ADHD) in adults
door:	PubMed Central (PMC)	**DOI:**	10.1002/14651858.CD010840.pub2
Datum:	2018 Mar 23	**Website:**	PubMed Central (PMC)
Uitgever:	The Cochrane Database of Systematic Reviews		

[s59] - https://pmc.ncbi.nlm.nih.gov/articles/PMC10091126/

Auteur:	Michael O Ogundele, Hani F Ayyash	**Titel:**	ADHD in children and adolescents: Review of current practice of non-pharmacological and behavioural management
door:	Bridgewater Community Healthcare NHS Foundation Trust; Mid and South Essex University Hospitals Group, University Hospital NHS Foundation Trust	**DOI:**	10.3934/publichealth.2023004
Datum:	2023 Feb 7	**Website:**	PMC (PubMed Central)
Uitgever:	AIMS Public Health		

[s60] - https://pmc.ncbi.nlm.nih.gov/articles/PMC8489050/

Auteur:	Mutsuhiro Nakao, Kentaro Shirotsuki, Nagisa Sugaya	**Titel:**	Cognitive–behavioral therapy for management of mental health and stress-related disorders: Recent advances in techniques and technologies
DOI:	10.1186/s13030-021-00219-w	**Datum:**	2021 Oct 3
Website:	PubMed Central (PMC)	**Uitgever:**	BioPsychoSocial Medicine

[s61] - https://pmc.ncbi.nlm.nih.gov/articles/PMC7082245/

Auteur:	Mahesh Shrestha, Julianna Lautenschleger, Neelkamal Soares	**Titel:**	Non-pharmacologic management of attention-deficit/hyperactivity disorder in children and adolescents: a review
door:	Western Michigan University Homer Stryker M.D. School of Medicine	**DOI:**	10.21037/tp.2019.10.01
Datum:	2020 Feb	**Website:**	PubMed Central (PMC)
Uitgever:	Translational Pediatrics		

[s62] - https://pmc.ncbi.nlm.nih.gov/articles/PMC7476461/

Auteur:	Melissa E Phuphanich, Jonathan Droessler, Lisa Altman, Blessen C Eapen	**Titel:**	Movement-Based Therapies in Rehabilitation
door:	VA Greater Los Angeles Health Care System; University of California Los Angeles (UCLA)	**DOI:**	10.1016/j.pmr.2020.07.002
Datum:	2020 Sep 7	**Website:**	PubMed Central (PMC)

[s63] - https://pmc.ncbi.nlm.nih.gov/articles/PMC8276649/

Auteur:	Marie Kuhfuß, Tobias Maldei, Andreas Hetmanek, Nicola Baumann	**Titel:**	Somatic experiencing – effectiveness and key factors of a body-oriented trauma therapy: a scoping literature review
door:	University of Trier; Technical University of Munich(TUM)	**DOI:**	10.1080/20008198.2021.1929023
Datum:	2021 Jul 12	**Website:**	PubMed Central (PMC)
Uitgever:	European Journal of Psychotraumatology		

[s64] - https://pmc.ncbi.nlm.nih.gov/articles/PMC4403871/

Auteur:	John T Mitchell, Lidia Zylowska, Scott H Kollins	**Titel:**	Mindfulness Meditation Training for Attention-Deficit/Hyperactivity Disorder in Adulthood: Current Empirical Support, Treatment Overview, and Future Directions
door:	Duke University Medical Center, Department of Psychiatry and Behavioral Sciences; University of California Santa Cruz; University of California Los Angeles	**DOI:**	10.1016/j.cbpra.2014.10.002
Datum:	2015 May	**Website:**	PubMed Central (PMC)
Uitgever:	Cognitive and behavioral practice		

[s65] - https://pmc.ncbi.nlm.nih.gov/articles/PMC7082245/

Auteur:	Mahesh Shrestha, Julianna Lautenschleger, Neelkamal Soares	**Titel:**	Non-pharmacologic management of attention-deficit/hyperactivity disorder in children and adolescents: a review
door:	Western Michigan University Homer Stryker M.D. School of Medicine	**DOI:**	10.21037/tp.2019.10.01
Datum:	2020 Feb	**Website:**	PubMed Central (PMC)
Uitgever:	Translational Pediatrics		

[s66] - https://pmc.ncbi.nlm.nih.gov/articles/PMC6823216/

Auteur:	Thawatchai Krisanaprakornkit, Chetta Ngamjarus, Chartree Witoonchart, Nawanant Piyavhatkul	**Titel:**	Meditation therapies for attention-deficit/hyperactivity disorder (ADHD)
DOI:	10.1002/14651858.CD006507.pub2	**Datum:**	2010 Jun 16
Website:	PubMed Central (PMC)	**Uitgever:**	The Cochrane Database of Systematic Reviews

[s67] - https://pmc.ncbi.nlm.nih.gov/articles/PMC7082245/

Auteur:	Mahesh Shrestha, Julianna Lautenschleger, Neelkamal Soares	**Titel:**	Non-pharmacologic management of attention-deficit/hyperactivity disorder in children and adolescents: a review
door:	Western Michigan University Homer Stryker M.D. School of Medicine	**DOI:**	10.21037/tp.2019.10.01
Datum:	2020 Feb	**Website:**	PMC
Uitgever:	Translational Pediatrics		

[s68] - https://www.nimh.nih.gov/health/publications/adhd-what-you-need-to-know

Titel:	ADHD in Adults: 4 Things to Know	**door:**	National Institute of Mental Health (NIMH)
Website:	National Institute of Mental Health (NIMH)		

[s69] - https://pmc.ncbi.nlm.nih.gov/articles/PMC3874265/

Auteur:	Susan E Sprich, Laura E Knouse, Christine Cooper-Vince, Jennifer Burbridge, Steven A Safren	**Titel:**	Description and Demonstration of CBT for ADHD in Adults
door:	Massachusetts General Hospital and Harvard Medical School	**DOI:**	10.1016/j.cbpra.2009.09.002
Datum:	2012 Feb 1	**Website:**	PubMed Central (PMC)
Uitgever:	Cognitive and behavioral practice		

[s70] - https://pmc.ncbi.nlm.nih.gov/articles/PMC6494390/

Auteur:	Pablo Luis Lopez, Fernando Manuel Torrente, Agustín Ciapponi, Alicia Graciela Lischinsky, Marcelo Cetkovich-Bakmas, Juan Ignacio Rojas, Marina Romano, Facundo F Manes	**Titel:**	Cognitive-behavioural interventions for attention deficit hyperactivity disorder (ADHD) in adults
DOI:	10.1002/14651858.CD010840.pub2	**Datum:**	2018 Mar 23
Website:	PubMed Central (PMC)	**Uitgever:**	The Cochrane Database of Systematic Reviews

[s71] - https://pmc.ncbi.nlm.nih.gov/articles/PMC10173356/

Auteur:	Alisa R Kosheleff, Oren Mason, Rakesh Jain, Jennifer Koch, Jonathan Rubin	**Titel:**	Functional Impairments Associated With ADHD in Adulthood and the Impact of Pharmacological Treatment
door:	Supernus Pharmaceuticals, Inc., Attention MD, Michigan State University College of Human Medicine, Texas Tech University School of Medicine	**DOI:**	10.1177/10870547231158572
Datum:	2023 Mar 6	**Website:**	PubMed Central (PMC)
Uitgever:	Journal of Attention Disorders		

[s72] - https://pmc.ncbi.nlm.nih.gov/articles/PMC2909688/

Auteur:	Laura E Knouse, Steven A Safren	**Titel:**	Current Status of Cognitive Behavioral Therapy for Adult Attention-Deficit Hyperactivity Disorder
door:	Massachusetts General Hospital and Harvard Medical School	**DOI:**	10.1016/j.psc.2010.04.001
Datum:	2010 Sep	**Website:**	PubMed Central (PMC)
Uitgever:	The Psychiatric clinics of North America		

[s73] - https://pmc.ncbi.nlm.nih.gov/articles/PMC3724232/

Auteur:	Timothy E Wilens, Thomas J Spencer	**Titel:**	Understanding Attention-Deficit/ Hyperactivity Disorder From Childhood to Adulthood
door:	Clinical Research Program in Pediatric Psychopharmacology, Massachusetts General Hospital and Harvard Medical School, Boston, MA	**DOI:**	10.3810/pgm.2010.09.2206
Datum:	2010 Sep	**Website:**	PubMed Central (PMC)
Uitgever:	Postgraduate medicine		

[s74] - https://pmc.ncbi.nlm.nih.gov/articles/PMC5617155/

Auteur:	Carlos Canela, Anna Buadze, Anish Dube, Dominique Eich, Michael Liebrenz	**Titel:**	Skills and compensation strategies in adult ADHD – A qualitative study
door:	PubMed Central (PMC)	**DOI:**	10.1371/journal.pone.0184964
Datum:	2017 Sep 27	**Website:**	pmc.ncbi.nlm.nih.gov
Uitgever:	PLoS ONE		

[s75] - https://pmc.ncbi.nlm.nih.gov/articles/PMC10173356/

Auteur:	Alisa R Kosheleff, Oren Mason, Rakesh Jain, Jennifer Koch, Jonathan Rubin	**Titel:**	Functional Impairments Associated With ADHD in Adulthood and the Impact of Pharmacological Treatment
door:	Supernus Pharmaceuticals, Inc., Attention MD, Michigan State University College of Human Medicine, Texas Tech University School of Medicine	**DOI:**	10.1177/10870547231158572
Datum:	2023 Mar 6	**Website:**	PMC
Uitgever:	SAGE Publications		

[s76] - https://pmc.ncbi.nlm.nih.gov/articles/PMC8818094/

Auteur:	Nadia Butler, Zara Quigg, Rebecca Bates, Lisa Jones, Emma Ashworth, Steve Gowland, Margaret Jones	**Titel:**	The Contributing Role of Family, School, and Peer Supportive Relationships in Protecting the Mental Wellbeing of Children and Adolescents
door:	Public Health Institute, Liverpool John Moores University; School of Psychology, Liverpool John Moores University; Sefton Council	**DOI:**	10.1007/s12310-022-09502-9
Datum:	2022 Feb 6	**Website:**	PMC (PubMed Central)

[s77] - https://pubmed.ncbi.nlm.nih.gov/33067364/

Auteur:	Dziura SL;Thompson JC	**Titel:**	Temporal Dynamics of the Neural Representation of Social Relationships
DOI:	10.1523/JNEUROSCI.2818-19.2020	**Datum:**	11/18/2020
Website:	PubMed	**Uitgever:**	J Neurosci

[s78] - https://pmc.ncbi.nlm.nih.gov/articles/PMC3150158/

Auteur:	Debra Umberson, Jennifer Karas Montez	**Titel:**	Social Relationships and Health: A Flashpoint for Health Policy
door:	National Center for Biotechnology Information (NCBI)	**DOI:**	10.1177/0022146510383501
Datum:	2010	**Website:**	PubMed Central (PMC)
Uitgever:	Journal of health and social behavior		

[s79] - https://pmc.ncbi.nlm.nih.gov/articles/PMC6388234/

Auteur:	Viniece Jennings, Omoshalewa Bamkole	**Titel:**	The Relationship between Social Cohesion and Urban Green Space: An Avenue for Health Promotion
door:	USDA Forest Service, Emory University	**DOI:**	10.3390/ijerph16030452
Datum:	2019 Feb 4	**Website:**	PubMed Central (PMC)
Uitgever:	International Journal of Environmental Research and Public Health		

[s80] - https://pmc.ncbi.nlm.nih.gov/articles/PMC5480897/

Auteur:	Brooke C Feeney, Nancy L Collins	**Titel:**	New Look at Social Support: A Theoretical Perspective on Thriving through Relationships
DOI:	10.1177/1088868314544222	**Datum:**	2014 Aug 14
Website:	PubMed Central (PMC)		

[s81] - https://pubmed.ncbi.nlm.nih.gov/16451502/

Auteur:	L McKeown	**Titel:**	Social relations and breath odour
door:	National Center for Biotechnology Information (NCBI)	**DOI:**	10.1034/j.1601-5037.2003.00056.x
Datum:	2003 Nov	**Website:**	PubMed
Uitgever:	Int J Dent Hyg		

[s82] - https://pmc.ncbi.nlm.nih.gov/articles/PMC10156575/

Auteur:	Michelle Ogrodnik, Sameena Karsan, Brandon Malamis, Matthew Kwan, Barbara Fenesi, Jennifer J Heisz	**Titel:**	Exploring Barriers and Facilitators to Physical Activity in Adults with ADHD: A Qualitative Investigation
door:	PMC (PubMed Central)	**DOI:**	10.1007/s10882-023-09908-6
Datum:	2023 May 4	**Website:**	PMC (PubMed Central)
Uitgever:	Journal of Developmental and Physical Disabilities		

[s83] - https://pmc.ncbi.nlm.nih.gov/articles/PMC10819297/

Auteur:	Alexandra Martín-Rodríguez, Laura Augusta Gostian-Ropotin, Ana Isabel Beltrán-Velasco, Noelia Belando-Pedreño, Juan Antonio Simón, Clara López-Mora, Eduardo Navarro-Jimé nez, José Francisco Tornero-Aguilera, Vicente Javier Clemente-Suárez	**Titel:**	Sporting Mind: The Interplay of Physical Activity and Psychological Health
door:	Universidad Europea de Madrid, Nebrija University, Universidad Polité cnica de Madrid, Universidad Europea de Valencia, Universidad Simón Bolí var, Universidad de la Costa	**DOI:**	10.3390/sports12010037
Datum:	2024 Jan 22	**Website:**	PubMed Central (PMC)
Uitgever:	MDPI		

[s84] - https://pmc.ncbi.nlm.nih.gov/articles/PMC9996838/

Auteur:	Rebekah A Mack, Caroline E Stanton, Marissa R Carney	**Titel:**	The importance of including occupational therapists as part of the multidisciplinary team in the management of eating disorders: a narrative review incorporating lived experience
door:	The Johns Hopkins Hospital; Prisma Health Kidnetics	**DOI:**	10.1186/s40337-023-00763-6
Datum:	2023 Mar 9	**Website:**	PMC (PubMed Central)
Uitgever:	Journal of Eating Disorders		

[s85] - https://pmc.ncbi.nlm.nih.gov/articles/PMC8125471/

Auteur:	Marcia P Jimenez, Nicole V DeVille, Elise G Elliott, Jessica E Schiff, Grete E Wilt, Jaime E Hart, Peter James	**Titel:**	Associations between Nature Exposure and Health: A Review of the Evidence
DOI:	10.3390/ijerph18094790	**Datum:**	2021 Apr 30
Website:	PubMed Central (PMC)	**Uitgever:**	MDPI

[s86] - https://pmc.ncbi.nlm.nih.gov/articles/PMC9916207/
Auteur: Susan Hutchinson, Douglas Kleiber
Titel: On Time, Leisure, and Health in Retirement: Implications for Public Health Services
DOI: 10.3390/ijerph20032490
Datum: 2023 Jan 30
Website: PubMed Central (PMC)
Uitgever: International Journal of Environmental Research and Public Health

---

[s87] - https://pmc.ncbi.nlm.nih.gov/articles/PMC2863117/
Auteur: Sarah D Pressman, Karen A Matthews, Sheldon Cohen, Lynn M Martire, Michael Scheier, Andrew Baum, Richard Schulz
Titel: Association of Enjoyable Leisure Activities With Psychological and Physical Well-Being
door: PubMed Central (PMC)
DOI: 10.1097/PSY.0b013e3181ad7978
Datum: 2009 Jul 10
Website: PMC
Uitgever: Psychosomatic medicine

[s88] - https://pubmed.ncbi.nlm.nih.gov/18928347/
Auteur: Langberg JM; Epstein JN; Graham AJ
Titel: Organizational-skills interventions in the treatment of ADHD
DOI: 10.1586/14737175.8.10.1549
Datum: 2008 Oct
Website: PubMed
Uitgever: Expert Rev Neurother

[s89] - https://pmc.ncbi.nlm.nih.gov/articles/PMC3874265/
Auteur: Susan E Sprich, Laura E Knouse, Christine Cooper-Vince, Jennifer Burbridge, Steven A Safren
Titel: Description and Demonstration of CBT for ADHD in Adults
door: Massachusetts General Hospital and Harvard Medical School
DOI: 10.1016/j.cbpra.2009.09.002
Datum: 2012 Feb 1
Website: PubMed Central (PMC)
Uitgever: Cognitive and behavioral practice

[s90] - https://pmc.ncbi.nlm.nih.gov/articles/PMC6494390/
Auteur: Pablo Luis Lopez, Fernando Manuel Torrente, Agustín Ciapponi, Alicia Graciela Lischinsky, Marcelo Cetkovich-Bakmas, Juan Ignacio Rojas, Marina Romano, Facundo F Manes
Titel: Cognitive-behavioural interventions for attention deficit hyperactivity disorder (ADHD) in adults
DOI: 10.1002/14651858.CD010840.pub2
Datum: 2018 Mar 23
Website: PubMed Central (PMC)
Uitgever: The Cochrane Database of Systematic Reviews

[s91] - https://pmc.ncbi.nlm.nih.gov/articles/PMC6406620/
Auteur: Consuelo M Kreider, Sharon Medina, Mackenzi R Slamka
Titel: Strategies for Coping with Time-Related and Productivity Challenges of Young People with Learning Disabilities and Attention-Deficit/ Hyperactivity Disorder
door: Department of Occupational Therapy, University of Florida
DOI: 10.3390/children6020028
Datum: 2019 Feb 13
Website: PMC
Uitgever: Children

[s92] - https://pubmed.ncbi.nlm.nih.gov/20231319/

Auteur: Solanto MV;Marks DJ;Wasserstein J; Mitchell K;Abikoff H;Alvir JM; Kofman MD
Titel: Efficacy of meta-cognitive therapy for adult ADHD
door: PubMed
DOI: 10.1176/appi.ajp.2009.09081123
Datum: 2010 Aug
Website: PubMed
Uitgever: Am J Psychiatry

[s93] - https://pmc.ncbi.nlm.nih.gov/articles/PMC2909688/

Auteur: Laura E Knouse, Steven A Safren
Titel: Current Status of Cognitive Behavioral Therapy for Adult Attention-Deficit Hyperactivity Disorder
door: Massachusetts General Hospital and Harvard Medical School
DOI: 10.1016/j.psc.2010.04.001
Datum: 2010 Sep
Website: PubMed Central (PMC)
Uitgever: The Psychiatric clinics of North America

[s94] - https://dx.doi.org/10.1186/1478-7547-12-23

Auteur: Bryant, Jamie; Sanson-Fisher, Rob; Walsh, Justin; Stewart, Jessica
Titel: Health research priority setting in selected high income countries: a narrative review of methods used and recommendations for future practice
door: BioMed Central
DOI: 10.1186/1478-7547-12-23
Datum: 2014-11-18
Website: Cost Effectiveness and Resource Allocation
Uitgever: BioMed Central Ltd.

[s95] - https://pmc.ncbi.nlm.nih.gov/articles/PMC4282137/

Auteur: Philip Shaw, Argyris Stringaris, Joel Nigg, Ellen Leibenluft
Titel: Emotional dysregulation and Attention-Deficit/Hyperactivity Disorder
DOI: 10.1176/appi.ajp.2013.13070966
Datum: 2014 Mar
Website: PubMed Central (PMC)
Uitgever: The American journal of psychiatry

[s96] - https://pmc.ncbi.nlm.nih.gov/articles/PMC6938720/

Auteur: John T Mitchell, F Joseph McClernon, Jean C Beckham, Richard A Brown, Carl W Lejuez, Scott H Kollins
Titel: Smoking abstinence effects on emotion dysregulation in adult cigarette smokers with and without attention-deficit/hyperactivity disorder
DOI: 10.1016/j.drugalcdep.2019.107594
Datum: 2019 Sep 27
Website: PubMed Central (PMC)
Uitgever: Drug and alcohol dependence

[s97] - https://pmc.ncbi.nlm.nih.gov/articles/PMC4694553/

Auteur: Vania Modesto-Lowe, Pantea Farahmand, Margaret Chaplin, Lauren Sarro
Titel: Does mindfulness meditation improve attention in attention deficit hyperactivity disorder?
DOI: 10.5498/wjp.v5.i4.397
Datum: 2015 Dec 22
Website: PubMed Central (PMC)
Uitgever: World Journal of Psychiatry

[s98] - https://pmc.ncbi.nlm.nih.gov/articles/PMC4403871/

Auteur:	John T Mitchell, Lidia Zylowska, Scott H Kollins	**Titel:**	Mindfulness Meditation Training for Attention-Deficit/Hyperactivity Disorder in Adulthood: Current Empirical Support, Treatment Overview, and Future Directions
door:	Duke University Medical Center, Department of Psychiatry and Behavioral Sciences; University of California Santa Cruz; University of California Los Angeles	**DOI:**	10.1016/j.cbpra.2014.10.002
Datum:	2015 May	**Website:**	PubMed Central (PMC)
Uitgever:	Cognitive and behavioral practice		

[s99] - https://pmc.ncbi.nlm.nih.gov/articles/PMC2894421/

Auteur:	Amy FT Arnsten	**Titel:**	The Emerging Neurobiology of Attention Deficit Hyperactivity Disorder: The Key Role of the Prefrontal Association Cortex
door:	Department of Neurobiology, Yale University School of Medicine	**DOI:**	10.1016/j.jpeds.2009.01.018
Datum:	2009 May 1	**Website:**	PubMed Central (PMC)
Uitgever:	The Journal of pediatrics		

[s100] - https://pmc.ncbi.nlm.nih.gov/articles/PMC6850677/

Auteur:	Luisa Weiner, Nader Perroud, Sé bastien Weibel	**Titel:**	Attention Deficit Hyperactivity Disorder And Borderline Personality Disorder In Adults: A Review Of Their Links And Risks
DOI:	10.2147/NDT.S192871	**Datum:**	2019 Nov 8
Website:	PubMed Central (PMC)	**Uitgever:**	Neuropsychiatric Disease and Treatment

[s101] - https://pmc.ncbi.nlm.nih.gov/articles/PMC8020774/

Auteur:	Patrick J Smith, Rhonda M Merwin	**Titel:**	The Role of Exercise in Management of Mental Health Disorders: An Integrative Review
door:	Duke University Medical Center	**DOI:**	10.1146/annurev-med-060619-022943
Datum:	2020 Nov 30	**Website:**	PubMed Central (PMC)
Uitgever:	Annual review of medicine		

[s102] - https://pmc.ncbi.nlm.nih.gov/articles/PMC10087816/

Auteur:	Jordan Stellern, Ke Bin Xiao, Erin Grennell, Marcos Sanches, Joshua L Gowin, Matthew E Sloan	**Titel:**	Emotion regulation in substance use disorders: a systematic review and meta-analysis
DOI:	10.1111/add.16001	**Datum:**	2022 Aug 11
Website:	PubMed Central (PMC)	**Uitgever:**	Addiction (Abingdon, England)

[s103] - https://pmc.ncbi.nlm.nih.gov/articles/PMC10221503/

Auteur:	Marina Martin-Moratinos, Marcos Bella-Fernández, Hilario Blasco-Fontecilla	**Titel:**	Effects of Music on Attention-Deficit/Hyperactivity Disorder (ADHD) and Potential Application in Serious Video Games: Systematic Review
DOI:	10.2196/37742	**Datum:**	2023 May 12
Website:	PubMed Central (PMC)	**Uitgever:**	Journal of Medical Internet Research

[s104] - https://pmc.ncbi.nlm.nih.gov/articles/PMC2880630/

Auteur:	Peter A Wyman, Wendi Cross, C Hendricks Brown, Qin Yu, Xin Tu, Shirley Eberly	**Titel:**	Intervention to Strengthen Emotional Self-Regulation in Children with Emerging Mental Health Problems: Proximal Impact on School Behavior
door:	University of Rochester, School of Medicine and Dentistry; University of Miami	**DOI:**	10.1007/s10802-010-9398-x
Datum:	2010 Jul	**Website:**	PubMed Central (PMC)
Uitgever:	Journal of abnormal child psychology		

[s105] - https://pmc.ncbi.nlm.nih.gov/articles/PMC2854309/

Auteur:	Paulo A Graziano, Susan D Calkins, Susan P Keane	**Titel:**	Toddler self-regulation skills predict risk for pediatric obesity
DOI:	10.1038/ijo.2009.288	**Datum:**	2010 Jan 12
Website:	PubMed Central (PMC)	**Uitgever:**	International journal of obesity (2005)

[s106] - https://pmc.ncbi.nlm.nih.gov/articles/PMC2998793/

Auteur:	Todd B Kashdan	**Titel:**	Psychological Flexibility as a Fundamental Aspect of Health
door:	George Mason University, University of South Florida	**DOI:**	10.1016/j.cpr.2010.03.001
Datum:	2010 Nov 1	**Website:**	PubMed Central (PMC)
Uitgever:	Clinical psychology review		

[s107] - https://pmc.ncbi.nlm.nih.gov/articles/PMC4195639/

Auteur:	Ylva Ginsberg, Javier Quintero, Ernie Anand, Marta Casillas, Himanshu P Upadhyaya	**Titel:**	Underdiagnosis of Attention-Deficit/ Hyperactivity Disorder in Adult Patients: A Review of the Literature
door:	Eli Lilly	**DOI:**	10.4088/PCC.13r01600
Datum:	2014 Jun 12	**Website:**	PubMed Central (PMC)
Uitgever:	The Primary Care Companion for CNS Disorders		

[s108] - https://pmc.ncbi.nlm.nih.gov/articles/PMC3724232/

Auteur:	Timothy E Wilens, Thomas J Spencer	**Titel:**	Understanding Attention-Deficit/ Hyperactivity Disorder From Childhood to Adulthood
door:	Clinical Research Program in Pediatric Psychopharmacology, Massachusetts General Hospital and Harvard Medical School, Boston, MA	**DOI:**	10.3810/pgm.2010.09.2206
Datum:	2010 Sep	**Website:**	PubMed Central (PMC)
Uitgever:	Postgraduate medicine		

Afbeeldingsbronnen

Niet-vermelde afbeeldingen zijn ofwel zelf gemaakt of werden verkregen met de juiste licentie. Alle rechten zijn voorbehouden voor deze afbeeldingen.

Voor alle andere hier vermelde afbeeldingen:
Geen van de afbeeldingen werd gewijzigd, alleen de resolutie werd aangepast. In de eBook-versie werden de afbeeldingen samengevoegd tot genummerde collages. Alle afbeeldingen blijven onderworpen aan hun oorspronkelijke licentie en worden gebruikt volgens hun respectieve licentievoorwaarden. Als u attributiefouten of andere discrepanties ontdekt, neem dan contact met ons op.

Datum van laatste beeldcontrole: 2025-02-17.

Gebruikte licentie

CC0	http://creativecommons.org/publicdomain/zero/1.0/deed.en

Afbeeldingscredits

[i1] - 001_001_001_image_blutuntersuchung.jpeg
https://upload.wikimedia.org/wikipedia/commons/e/e2/Blood_Types.jpg

Date:	2023-08-02	**door:**	Bondarev.gal
License:	CC0		

[i2] - 001_001_001_image_elektroenzephalogramm.jpeg
https://upload.wikimedia.org/wikipedia/commons/b/bf/EEG_cap.jpg

Date:	12 June 2010	**door:**	Mark viking
Kunstenaar:	Thuglas	**License:**	Public domain

[i3] - 001_001_001_image_neuropsychologische_tests.jpeg
https://upload.wikimedia.org/wikipedia/commons/f/fc/Rey-osterreith_example.jpg

Date:	8 May 2008, 12:07:02	**door:**	Garrondo
Kunstenaar:	garrondo	**License:**	Public domain

[i4] - 001_001_001_image_schilddruese.jpeg
https://upload.wikimedia.org/wikipedia/commons/a/a3/Illu_thyroid_parathyroid.jpg

Date:	2014-06-04	**door:**	CFCF
License:	Public domain		

[i5] - 001_001_002_image_strooptest.jpeg
https://upload.wikimedia.org/wikipedia/commons/3/37/Test_de_Stroop_%28expr%C3%A9s%29.png

Date:	2000-01-01	**door:**	JasonA34
License:	CC0		

[i6] - 001_002_002_image_schlafstoerung.jpeg
https://upload.wikimedia.org/wikipedia/commons/b/b7/53-aspetti_di_vita_quotidiana%2C_insonnia%2C_Taccuino_Sanitatis%2C.jpg

door:	Sailko	**Kunstenaar:**	unknown master
License:	Public domain		

[i7] - 001_003_001_image_depression.jpeg
https://upload.wikimedia.org/wikipedia/commons/5/54/Depression-loss_of_loved_one.jpg

Date:	2009-04-15	**door:**	Baker131313
License:	Public domain		

[i8] - 001_003_001_image_epilepsie.jpeg
https://upload.wikimedia.org/wikipedia/commons/c/c3/Cerebral_Atrophy_Partial_Epilepsy_Right_Hemiplegia.jpg

Date:	1878-12-31	**door:**	Possibly
Kunstenaar:	Paul-Marie-Léon Regnard	**License:**	Public domain

[i9] - 001_003_001_image_zwangsstoerung.jpeg
https://upload.wikimedia.org/wikipedia/commons/b/bf/OCD_handwash_%281%29.jpg

Date:	2008-05-24	**door:**	Cooldudeseven7
License:	Public domain		

[i10] - 002_001_001_image_laermschutzkopfhoerer.jpeg
https://upload.wikimedia.org/wikipedia/commons/f/fd/Bose_QC2_in_Case_1.jpg

Date:	12 August 2005	**door:**	File Upload Bot (Magnus Manske)
Kunstenaar:	Mark Kim	**License:**	Public domain

[i11] - 002_001_001_image_schreibtisch.jpeg
https://upload.wikimedia.org/wikipedia/commons/1/13/Abbotsford_House_Study_Room.jpg

Date:	2018-03-06	**door:**	Σπάρτακος
Kunstenaar:	Michael D Beckwith	**License:**	CC0

[i12] - 002_001_001_image_kalender.jpeg
https://upload.wikimedia.org/wikipedia/commons/a/a8/1914-julian-gregorian-calendar-Greek-French.jpg

Date:	1914	**door:**	Flashdart2
Kunstenaar:	Unknown authorUnknown author	**License:**	Public domain

[i13] - 002_001_001_image_stehpult.jpeg
https://upload.wikimedia.org/wikipedia/commons/4/48/Dmitri_Mendeleev%27s_standing_desk.jpg

Date:	2017-08-23	**door:**	Scotted400
License:	CC0		

[i14] - 002_001_002_image_aufgabenliste.jpeg
https://upload.wikimedia.org/wikipedia/commons/b/b9/To_do_list_%2828123133694%29.jpg

Date:	2016-08-03	**door:**	Юрий Д.К.
Kunstenaar:	freestocks.org	**License:**	CC0

[i15] - 002_001_002_image_timer.jpeg
https://upload.wikimedia.org/wikipedia/commons/e/e0/Farberware-Minute-Timer-White.jpg

Date:	2010-09-05	**door:**	Evan-Amos
License:	Public domain		

[i16] - 002_001_003_image_ergonomischer_stuhl.jpeg
https://upload.wikimedia.org/wikipedia/commons/8/8a/Prototype_ergonomic_office_chair%2C_V%26A_London.jpg

Date:	2024-04-01	**door:**	14GTR
License:	CC0		

[i17] - 002_001_003_image_inbox_zero.jpeg
https://upload.wikimedia.org/wikipedia/commons/9/93/Inbox_%26_Outbox.jpg

Date:	2016-01-13	**door:**	Pius
Kunstenaar:	philippechazal	**License:**	CC0

[i18] - 002_001_003_image_zellenbuero.jpeg
https://upload.wikimedia.org/wikipedia/commons/c/ce/Cubicle_land.jpg

Date:	2 June 2006	**door:**	Yonidebest
Kunstenaar:	Larsinio	**License:**	Public domain

[i19] - 002_002_001_image_produktivitaet.jpeg
https://upload.wikimedia.org/wikipedia/commons/0/02/52d_FW_innovation_team_betters_workflow%2C_quality_of_life_%285938943%29.jpg

Date:	Taken	**door:**	OptimusPrimeBot
Kunstenaar:	Valerie Seelye	**License:**	Public domain

[i20] - 002_002_002_image_ergotherapeut.jpeg
https://upload.wikimedia.org/wikipedia/commons/d/dd/Occupational_therapist_adjusts_a_handsplint.jpg

Date:	1984	**door:**	Ruff tuff cream puff
Kunstenaar:	National Institutes of Health	**License:**	Public domain

[i21] - 002_002_003_image_konfliktloesung.jpeg
https://upload.wikimedia.org/wikipedia/commons/4/46/Conflict_Resolution_in_Human_Evolution.jpg

Date:	2010-10-22	**door:**	Xavier Dengra
Kunstenaar:	Asachs	**License:**	Public domain

[i22] - 002_003_001_image_frustration.jpeg
https://upload.wikimedia.org/wikipedia/commons/6/6d/TrafficJamFrustration.jpg

Date:	2015-06-22	**door:**	Raysonho
License:	CC0		

[i23] - 002_003_001_image_selbstbewusstsein.jpeg
https://upload.wikimedia.org/wikipedia/commons/f/fc/Self_Confidence.jpg

Date:	2024-08-10	**door:**	Conbene
License:	CC0		

[i24] - 002_003_002_image_schlafprotokoll.jpeg
https://upload.wikimedia.org/wikipedia/commons/6/6f/Sleep_mask.jpg

Date:	2016-06-21	**door:**	FastilyClone
Kunstenaar:	Hbcloud	**License:**	Public domain

[i25] - 002_003_003_image_projektmanagementsoftware.jpeg
https://upload.wikimedia.org/wikipedia/commons/a/a4/Project_screen.jpg

Date:	2011-01-04	**door:**	Damir Zakiev
License:	Public domain		

[i26] - 003_001_001_image_amfetamin.jpeg
https://upload.wikimedia.org/wikipedia/commons/4/49/Amphetamine_and_P2P.png

Date:	2007-07	**door:**	Ring0
Kunstenaar:	U.S. Drug Enforcement Agency	**License:**	Public domain

[i27] - 003_001_001_image_antidepressiva.jpeg
https://upload.wikimedia.org/wikipedia/commons/4/4f/Remeron.jpg

Date:	2023-03-28	**door:**	Telaneo
License:	CC0		

[i28] - 003_001_001_image_dopamin.jpeg
https://upload.wikimedia.org/wikipedia/commons/d/d1/Dopamine-3D-struct.png

Date:	22 September 2009	**door:**	File Upload Bot (Magnus Manske)
Kunstenaar:	Chemgirl131	**License:**	Public domain

[i29] - 003_001_001_image_methylphenidat.jpeg
https://upload.wikimedia.org/wikipedia/commons/0/00/Methylphenidat_generics_germany.jpg

Date:	2009-11-05	**door:**	Alcibiades
License:	Public domain		

[i30] - 003_001_001_image_atomoxetin.jpeg
https://upload.wikimedia.org/wikipedia/commons/8/8b/Atomoxetine_molecule_ball.png

Date:	2015-02-04	**door:**	Jynto
License:	CC0		

[i31] - 003_001_002_image_arztpatientenbeziehung.jpeg
https://upload.wikimedia.org/wikipedia/commons/1/13/Doctor_explains_x-ray_to_patient.jpg

Date:	2008-10	**door:**	Fæ
Kunstenaar:	Rhoda Baer (photographer)	**License:**	Public domain

[i32] - 003_001_002_image_packungsbeilage.jpeg
https://upload.wikimedia.org/wikipedia/commons/d/d1/Patient_Package_Insert_for_Oral_Contraceptives_%28FDA_079%29_%288249451687%29.jpg

Date:	2012-12-06	**door:**	Nagae Iku
Kunstenaar:	The U.S. Food and Drug Administration	**License:**	Public domain

[i33] - 003_001_003_image_kopfschmerzen.jpeg
https://upload.wikimedia.org/wikipedia/commons/1/1e/Headache-1557872_960_720.jpg

Date:	2016-07-28	**door:**	U3119842
Kunstenaar:	Phee	**License:**	CC0

[i34] - 003_001_003_image_muedigkeit.jpeg
https://upload.wikimedia.org/wikipedia/commons/e/e3/Fatigue2.jpg

Date:	13 October 2012	**door:**	Fel23
Kunstenaar:	geralt	**License:**	CC0

[i35] - 003_001_003_image_schlaflosigkeit.jpeg
https://upload.wikimedia.org/wikipedia/commons/9/9f/Insomnia_Cookies%2C_Chapel_Hill.jpg

Date:	2015-08-21	**door:**	Mx. Granger
License:	CC0		

[i36] - 003_002_002_image_positive_verstaerkung.jpeg
https://upload.wikimedia.org/wikipedia/commons/2/2d/US_Navy_061219-N-1522S-039_Master-at-Arms_3rd_Class_Leslie_Orand_gives_positive_reinforcement_to_Amber%2C_an_explosive_detector_dog%2C_after_completing_her_obstacle_training_course.jpg

Date:	Taken	**door:**	BotMultichillT
Kunstenaar:	U.S. Navy photo by Mass Communication Specialist 2nd Class Leah Stiles	**License:**	Public domain

[i37] - 003_002_003_image_meditation.jpeg
https://upload.wikimedia.org/wikipedia/commons/0/00/Meditation_Focus_Point.jpg

Date:	2024-12-12	**door:**	Bondigoldwiki
License:	CC0		

[i38] - 003_002_003_image_yoga.jpeg
https://upload.wikimedia.org/wikipedia/commons/f/fc/Yoga_Room_-_23_RAW-Export_%28Sergej_Majboroda_via_Poly_Haven%29.png

Date:	08.3.2023	**door:**	PantheraLeo1359531
Kunstenaar:	https://polyhaven.com/all?a=Sergej%20Majboroda	**License:**	CC0

[i39] - 003_003_001_image_koerperliche_beruehrung.jpeg
https://upload.wikimedia.org/wikipedia/commons/6/62/Human_Touch_%28Unsplash%29.jpg

Date:	2016-05-11	**door:**	Fæ
Kunstenaar:	verophotoart	**License:**	CC0

[i40] - 003_003_001_image_taichi.jpeg
https://upload.wikimedia.org/wikipedia/commons/c/ca/Haikou_People%27s_Park_-_people_practicing_t%27ai_chi_ch%27uan_%28tai_chi%29_-_01.jpg

Date:	2012-04-17	**door:**	Anna Frodesiak
License:	CC0		

[i41] - 003_003_002_image_biofeedback.jpeg
https://upload.wikimedia.org/wikipedia/commons/b/ba/2009artisticrespdisplay.jpg

Date:	2010	**door:**	Fredricshaffer
Kunstenaar:	Fredric Shaffer, PhD, BCB	**License:**	Public domain

[i42] - 003_003_002_image_neurofeedback.jpeg
https://upload.wikimedia.org/wikipedia/commons/f/fb/EEG_early_studies_edited.jpg

Date:	2022-04-23	**door:**	Ras67
Kunstenaar:	D Smith	**License:**	Public domain

[i43] - 003_003_002_image_achtsamkeitstraining.jpeg
https://upload.wikimedia.org/wikipedia/commons/9/98/Sukhesikarama_Mindful_Forest_Meditation_Center.jpg

Date:	2024-02-15	**door:**	Cun Cun
License:	CC0		

[i44] - 003_003_003_image_lachs.jpeg
https://upload.wikimedia.org/wikipedia/commons/e/e3/Box_of_salmon_from_Shiranuka.jpg

Date:	2021-11-18	**door:**	Syced
License:	CC0		

[i45] - 003_003_003_image_makrele.jpeg
https://upload.wikimedia.org/wikipedia/commons/8/88/Maquereaux_etal.jpg

Date:	2004-05-31	**door:**	Rex
Kunstenaar:	Jastrow	**License:**	Public domain

[i46] - 003_003_003_image_omega3fettsaeuren.jpeg
https://upload.wikimedia.org/wikipedia/commons/f/fb/Sunsplash_omega3_leinsameno.jpg

Date:	2005-08-07	**door:**	VisualBeo
Kunstenaar:	Christian H.	**License:**	Public domain

[i47] - 004_001_001_image_ablenkungsbewaeltigung.jpeg
https://upload.wikimedia.org/wikipedia/commons/b/b9/KSC-20160502-PH_DNG0001_0021_%2826215002253%29.jpg

Date:	2016-05-02	**door:**	Astromessier
Kunstenaar:	NASA Kennedy	**License:**	Public domain

[i48] - 004_001_003_image_reflexion.jpeg
https://upload.wikimedia.org/wikipedia/commons/e/ef/Mount_Hood_reflected_in_Mirror_Lake%2C_Oregon.jpg

Date:	onbekend	**door:**	Holly Cheng
Kunstenaar:	Oregon's Mt. Hood Territory.	**License:**	Public domain

[i49] - 004_001_003_image_stressbelastung.jpeg
https://upload.wikimedia.org/wikipedia/commons/6/62/Canva_-_Woman_Feeling_Emotional_Stress.jpg

Date:	2016-07-04	**door:**	Carovinc2
Kunstenaar:	MismibaTinasheMadando	**License:**	CC0

[i50] - 004_002_001_image_aktives_zuhoeren.jpeg
https://upload.wikimedia.org/wikipedia/commons/0/05/U.S._Navy_Chief_Master-at-Arms_Quincy_Jackson%2C_left%2C_assigned_to_Joint_Task_Force_Guantanamo%2C_instructs_advocate_candidates_in_active_listening_techniques_during_the_practical_portion_of_sexual_assault_victim_090930-N-WX111-018.jpg

Date:	Taken	**door:**	Fæ
Kunstenaar:	MC1 Katherine Hofman	**License:**	Public domain

[i51] - 004_002_001_image_empathie.jpeg
https://upload.wikimedia.org/wikipedia/commons/d/d6/Empathy_%2838547088061%29.jpg

Date:	2017-11-07	**door:**	Eyes Roger
Kunstenaar:	Giulia Forsythe	**License:**	CC0

[i52] - 004_002_001_image_nonverbale_kommunikation.jpeg
https://upload.wikimedia.org/wikipedia/commons/5/53/PatientCommTbl.png

Date:	2006-12-12	**door:**	Fernando Alonso Vendrell
License:	Public domain		

[i53] - 004_003_001_image_serotonin.jpeg
https://upload.wikimedia.org/wikipedia/commons/f/fa/Serotonin-3D-vdW.png

Date:	2010-01-02	**door:**	Esquilo
License:	Public domain		

[i54] - 004_003_002_image_botanik.jpeg
https://upload.wikimedia.org/wikipedia/commons/7/7f/LotusBud0048a.jpg

Date:	2005-05-05	**door:**	Fg2
License:	Public domain		

[i55] - 004_003_002_image_museum.jpeg
https://upload.wikimedia.org/wikipedia/commons/f/f0/Louvre_at_night_centered.jpg

Date:	2003	**door:**	Lupo
Kunstenaar:	Free On-Line Photos (FOLP)	**License:**	Public domain

[i56] - 004_003_002_image_gruenflaechen.jpeg
https://upload.wikimedia.org/wikipedia/commons/d/d9/Public_Green_Space.jpg

Date:	2007-04-23	**door:**	FlickreviewR 2
Kunstenaar:	Alabama Extension	**License:**	CC0

[i57] - 004_003_002_image_lebensqualitaet.jpeg
https://upload.wikimedia.org/wikipedia/commons/d/d6/French_bulldog_in_life_jacket.jpg

Date:	2017-08-11	**door:**	W.carter
License:	CC0		

[i58] - 004_003_003_image_konzert.jpeg
https://upload.wikimedia.org/wikipedia/commons/f/f4/Live_music_events_in_Odaiba.jpg

Date:	8 August 2022	**door:**	Syced
License:	CC0		

[i59] - 004_003_003_image_trainingseinheit.jpeg
https://upload.wikimedia.org/wikipedia/commons/1/1c/Soldier_running_in_water.jpg

Date:	Taken	**door:**	Giggy
Kunstenaar:	Cpl. Earnest J. Barnes	**License:**	Public domain

[i60] - 005_001_002_image_team.jpeg
https://upload.wikimedia.org/wikipedia/commons/c/c2/Unity_and_Collaboration_Shine_at_48th_IPAMS_and_10th_SELF_in_Fiji_%288599772%29.jpg

Date:	Taken	**door:**	OptimusPrimeBot
Kunstenaar:	Andre Taylor	**License:**	Public domain

[i61] - 005_001_002_image_ressourcenbeschraenkungen.jpeg
https://upload.wikimedia.org/wikipedia/commons/5/5f/Wikimania_2024_-_GLAM_Global_Meetup_afternoon_06_-_Resource_and_capacity_constraints.jpg

Date:	2024-08-06	**door:**	Fuzheado
License:	CC0		

[i62] - 005_002_002_image_kognitive_kontrolle.jpeg
https://upload.wikimedia.org/wikipedia/commons/2/27/Cognitive_Performance_%288638271%29.jpg

Date:	Taken	**door:**	OptimusPrimeBot
Kunstenaar:	Nathan Baker	**License:**	Public domain

[i63] - 005_002_002_image_sport.jpeg
https://upload.wikimedia.org/wikipedia/commons/9/92/Youth-soccer-indiana.jpg

Date:	17 September 2005	**door:**	Tysto
License:	Public domain		

[i64] - 005_002_002_image_suchterkrankungen.jpeg
https://upload.wikimedia.org/wikipedia/commons/9/91/Brain_metabolism_and_drug_addiction.jpg

Date:	onbekend	**door:**	Seppi333
Kunstenaar:	Drs. Nora Volkow and Heinrich Schelbert, National Institutes of Health (NIH)	**License:**	Public domain

[i65] - 005_002_002_image_suchttherapie.jpeg
https://upload.wikimedia.org/wikipedia/commons/d/d3/Keeley_Institute_%281909%29_%28ADVERT_207%29.jpeg

Date:	1909	**door:**	BMacZeroBot
Kunstenaar:	Keeley Institute	**License:**	Public domain

[i66] - 005_002_003_image_entspannungstechniken.jpeg
https://upload.wikimedia.org/wikipedia/commons/2/28/Gustave_Courbet_027.jpg

Date:	2020-07-07	**door:**	Pyb
License:	Public domain		

[i67] - 005_002_003_image_musiktherapie.jpeg
https://upload.wikimedia.org/wikipedia/commons/4/45/Louis_Gallait_-_Power_of_Music_-_Walters_37134.jpg

Date:	circa	**door:**	File Upload Bot (Kaldari)
Kunstenaar:	Louis Gallait	**License:**	Public domain

[i68] - 005_002_003_image_rollenspiel.jpeg
https://upload.wikimedia.org/wikipedia/commons/c/c8/Wuerfel5.jpg

Date:	2005-05-13	**door:**	Darkone
Kunstenaar:	Peng	**License:**	Public domain

[i69] - 005_002_003_image_gehirn.jpeg
https://upload.wikimedia.org/wikipedia/commons/5/50/Computed_tomography_of_human_brain_-_large.png

Date:	Uploaded	**door:**	Shashi.
Kunstenaar:	Mikael Häggström	**License:**	CC0

[i70] - 005_003_001_image_puzzle.jpeg
https://upload.wikimedia.org/wikipedia/commons/d/d4/Pareidolia_in_a_puzzle_piece.jpg

Date:	1980-01-01	**door:**	Dentsinhere43
License:	CC0		

[i71] - 005_003_002_image_zeitmanagement.jpeg
https://upload.wikimedia.org/wikipedia/commons/f/fe/We_Must_Use_Time_AS_a_Tool_Not_As_a_Couch.jp
g

Date:	2024-06-19	**door:**	Starkmend
License:	CC0		

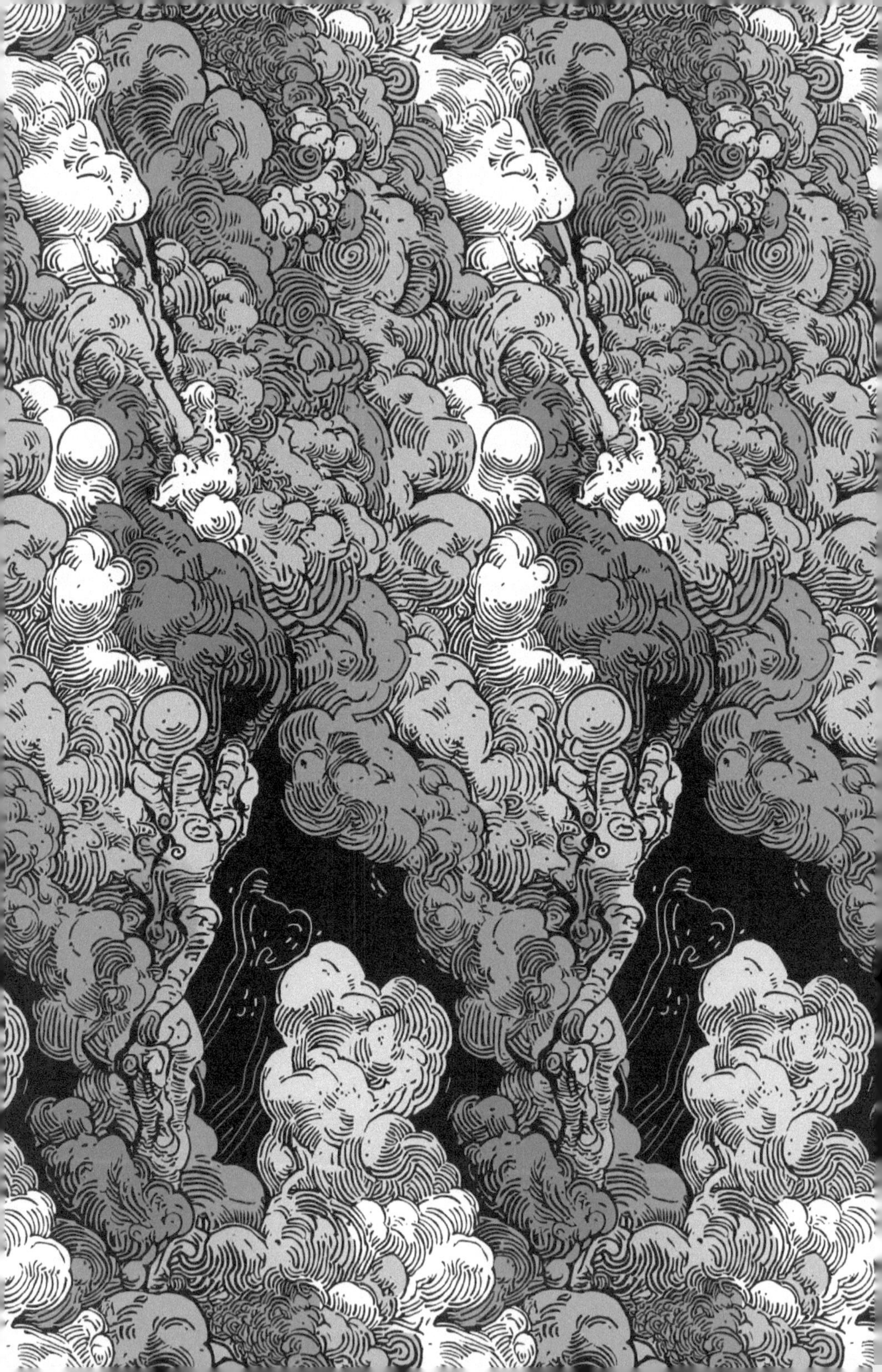

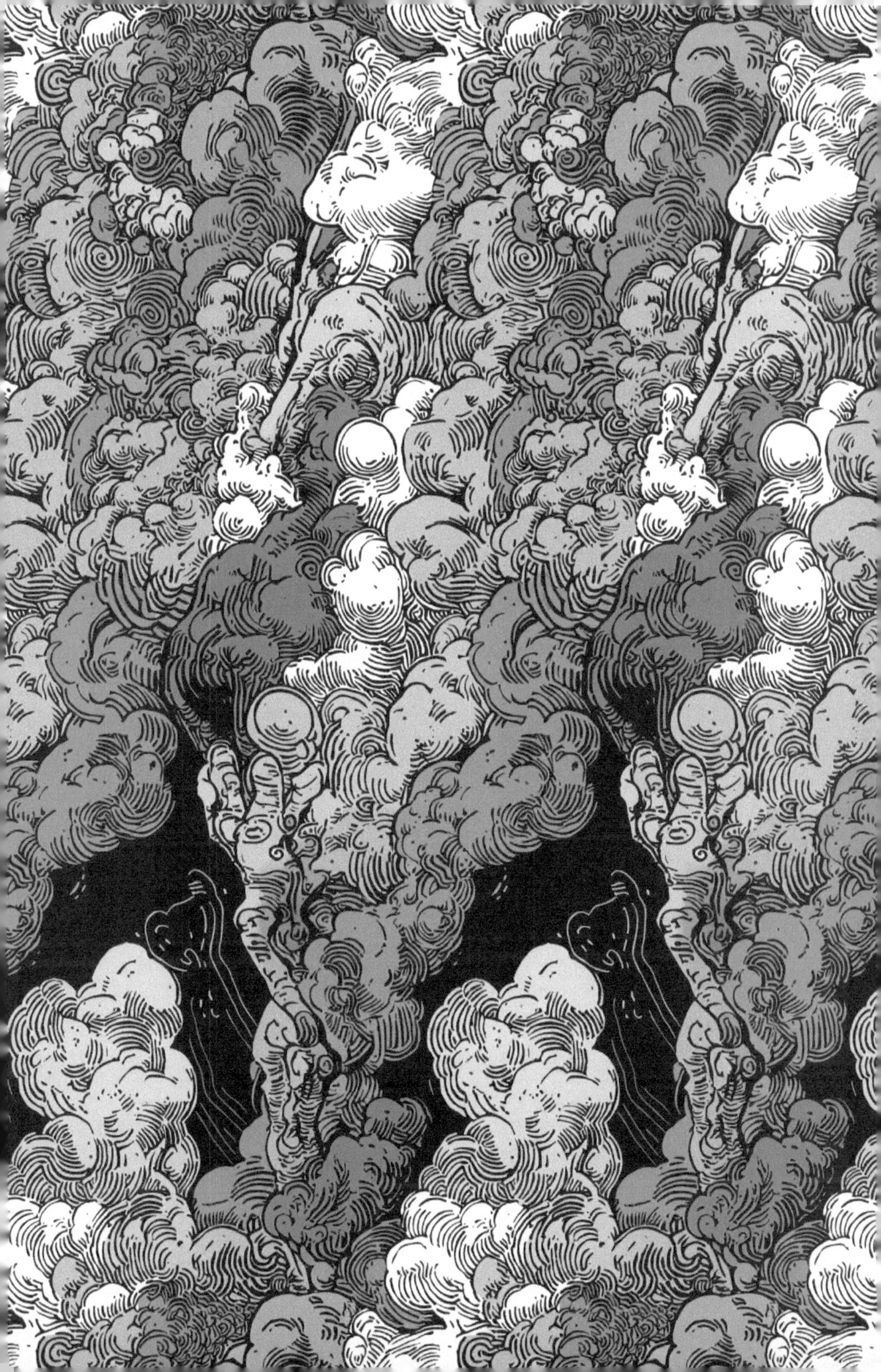

FSC
www.fsc.org
MIX
Papier | Fördert gute Waldnutzung
FSC® C083411

Kolibri 360 GmbH
Ferdinand-Jühlke-Straße 7
99095 Erfurt, Deutschland
produktsicherheit@kolibri360.de